Jean-Pierre Multedo

Mésothérapie

Les dessous de la peau

1 - La mésothérapie

Définie à l'origine par le docteur Michel PISTOR, la mésothérapie est une technique d'administration médicamenteuse qui consiste en des **injections intradermiques** de quelques gouttes de mélange actif préalablement dilué. Ces injections sont pratiquées au plus près de la région malade, « peu, rarement, mais au bon endroit ». Elles se font habituellement avec une seringue et une aiguille spécifique de 4 mm de long, l'aiguille de Lebel. Cette aiguille est passée à 6 mm afin de devenir « *sous-cutanée* ». Puis des novateurs ont décidé que ce n'était pas suffisant, et ils ont préconisé des « *injections sous-cutanées profondes* », à l'aide d'aiguilles de 13 mm.

Enfin, d'autres ont pensé qu'il valait mieux augmenter les doses afin de mieux imprégner les tissus et pour ce faire, ils ont introduit la méthode de *« méso-perfusion »*, méthode qui semble avoir intéressé le docteur PISTOR sans arriver vraiment à le convaincre…

L'originalité de la mésothérapie dépend, avant tout de la faible quantité de produit injecté et de la faible profondeur d''injection du produit ou du mélange de produits plus ou moins dilués. La réaction à ces dérives sous-cutanées ne s'est d'ailleurs pas fait attendre puisqu'une scission s'est produite au sein même de la Société Française de Mésothérapie et qu'une nouvelle école s'est créée avec « *l'ID thérapie* » de Daniel CORBEL. La Société Italienne de Mésothérapie a suivi *cette* démarche et a adopté cette nouvelle dénomination (Manuale Intradermoterapia Distrettuale - Sergio Maggiori).

Le fait est qu'il est encore difficile aujoud'hui, de mettre tout le monde d'accord sur la façon de pratiquer la mésothérapie et d'en définir les limites.

Si l'on veut bien faire la part des choses, (et je pense qu'il n'est jamais trop tard pour cela), il convient de revenir sur le lieu même du désaccord…la peau.

2 - La peau

La peau est un organe complexe qui couvre et protège toute la surface du corps, mais sa structure et son épaisseur varient notablement d'un endroit à l'autre de son étendue, et il n'est pas question de piquer partout de la même façon, que ce soit en profondeur ou en quantité. On ne sait d'ailleurs plus trop bien ce que l'on fait dès que l'on dépasse le derme et c'est alors qu'il faut réfléchir sur le bien-fondé de ce geste et sur sa dangerosité.

Si tout le monde s'accorde sur le fait que l'épiderme et le derme sont les constituants principaux de la peau, il y a désaccord sur les tissus sous-jacents.

Sur le plan anatomique et histologique, les avis divergent notablement depuis trois siècles, et les plus grands spécialistes en la matière ne sont toujours pas d'accord sur la description de la peau, et sur la dénomination des différents éléments qui la constituent.

Pour le professeur GROSSHANS, il ne fait aucun doute que **« *la peau est constituée de l'épiderme, du derme et de l'hypoderme ; donc, l'hypoderme n'est pas sous-cutané…* »**. Et pour preuve à l'appui, il publie, en 2001, une étude portant sur la recherche d'un éventuel tissu cellulaire sous-cutané : **« *Le tissu cellulaire sous-cutané existe-t-il ?* »**. (*Service de Dermatologie et Institut d'Anatomie Normale des Hôpitaux Universitaires de Strasbourg* - étude en deux parties - Auteurs : MARQUART-ELBAZ C ; VARNAISON E ; SICK H ; GROSSHANS E ; CRIBIER B - Annales de dermatologie et de vénérologie - 2001 – vol.128 – n° 11).

Contenu : « *La définition du tissu cellulaire sous-cutané est ambiguë et ne fait l'objet d'aucun consensus. Un questionnaire a été envoyé aux professeurs et chefs de service de dermatologie français leur demandant quelle était la définition du tissu cellulaire sous-cutané. Sur 37 réponses, les opinions variaient beaucoup et peuvent être classées en 3 catégories :*

    1) TCSC et hypoderme sont des synonymes,
    2) le TCSC sépare l'hypoderme des plans profonds,
    3) le TCSC englobe tous les tissus situés en profondeur de l'hypoderme.

Afin de préciser les réalités anatomiques de la partie profonde de l'hypoderme, nous avons réalisé une étude morphologique de coupes de tissu normal (60 prélèvements sur 3 cadavres)… ».

Résultats : *« À plusieurs endroits, il y a en profondeur du tissu adipeux, une couche lamelleuse dont les fibres sont en continuité avec celles des septa interlobulaires, et qui renferme encore souvent de la graisse. Il n'y a nulle part de tissu particulier sous cette couche…Cependant, cette zone correspond à un plan de clivage comme toutes les couches constituées de tissu conjonctif lâche.* **Aucun tissu particulier ni aucun espace virtuel n'a pu être mis en évidence sous la peau. Rien ne justifie donc la persistance du terme « tissu cellulaire sous-cutané ».**

Ce n'est pas cette étude qui a fait changer d'avis les Anglo-Saxons et en particulier le professeur ACKERMANN, dermo-pathologiste américain renommé qui répond au professeur GROSSHANS que *la peau est* **constituée de seulement deux couches, derme et épiderme et que l'hypoderme correspond bien au tissu cellulaire sous-cutané (subcutaneous tissue).**

Ainsi, pour les uns (les Français en particulier), la peau est constituée de trois couches : épiderme, derme et hypoderme. Et pour le professeur GROSSHANS, le TCSC n'existe pas. Par contre, les Anglo-Saxons considèrent que la peau n'est faite que de deux couches (derme et épiderme) et qu'hypoderme et TCSC désignent la même structure.

Cette querelle n'est pas simplement sémantique mais va jusqu'à mettre en cause l'existence du tissu cellulaire sous-cutané.

Dans ces conditions, on peut se demander à quoi correspond, sur le plan pratique, une « injection sous-cutanée » ou une « perfusion sous-cutanée ». Et la recherche d'une définition claire et nette dans l'ensemble des dictionnaires et publications scientifiques, ne fait pas état d'un véritable consensus !

« La peau : l'habit ne fait pas le moine » est le titre de l'étude très documentée de Sylvie VANDAELE, professeure titulaire du Département de linguistique et de traduction de l'Université de Montréal. Elle écrit de façon très claire : « *La problématique de l'appartenance ou non-appartenance de l'hypoderme à la peau rend la signification de sous-cutanée ambiguë… Une injection sous-cutanée est en fait une injection hypodermique, injection ou méthode d'injection, dans le tissu sous-cutané d'une substance médicamenteuse en solution ou suspension dans un liquide. .Sous l'influence de la TERMINALOGIA ANATOMICA, qui finit quand même par s'imposer (notamment par les traductions), la structure de la peau en deux couches,* **l'hypoderme constituant une couche sous-cutanée** *ne faisant pas partie de la peau, devrait devenir consensuelle* ».

Cette démarche n'est pas uniquement une question de terminologie. Elle s'avère nécessaire et indispensable pour les praticiens, et en particulier pour les mésothérapeutes qui se doivent de donner une description précise de leur façon de procéder, en accord avec les définitions internationales.

Actuellement, il est admis, par la majorité des praticiens, que **l'hypoderme,** dans sa constitution la plus complète, comprend trois couches superposées :

- Le pannicule adipeux, tissu graisseux accolé à la face profonde du derme

- Le fascia superficialis ou toile sous-cutanée. Ce sont ses prolongements qui délimitent les logettes contenant les lobules graisseux

- le tissu celluleux sous-cutané qui représente un plan de glissement de la peau sur l'aponévrose superficielle sous-jacente.

L'hypoderme est présent sur la quasi-totalité du corps, à l'exception des paupières, des oreilles du pénis et du scrotum.

Premier exemple de mise en défaut, sur le site internet de la **Société Française de Mésothérapie**, site où l'on peut lire encore, en guise de présentation :

« *Définition – Qu'est-ce que la Mésothérapie ? Ce sont des injections locales de médicaments de la pharmacopée française, faites* **à travers la peau***, très superficielles et peu douloureuses. Ces injections peuvent être* **intra-épidermiques, intradermiques** *superficielles ou profondes*

entre 1 et 13 mm. *Avec des aiguilles de 4 à 13 mm de longueur… »*. Cette définition, donnée le 13 mai 2011, nous invite, de façon paradoxale, à traverser la peau pour piquer dans la peau, avec une aiguille qui dépasse et de loin l'épaisseur de l'épiderme et du derme réunis (maximum de 3 mm dans la région dorsale).

Dans les plus récents **ouvrages de mésothérapie**, on ne prend pas particulièrement position, sans trop s'attarder sur les détails morphologiques et les définitions. Et cette fameuse *couche sous-cutanée*, est décrite de façon personnelle par les différents auteurs :

- Bruno ESTEVE-LOPEZ et Yves JEANMAIRE proposent une structure de la peau sous forme de trois couches : l'épiderme superficiel, le derme profond et la toile sous-cutanée ou fascia superficiel (*La Mésothérapie Métamérique* – Mésomet éditions-2011).

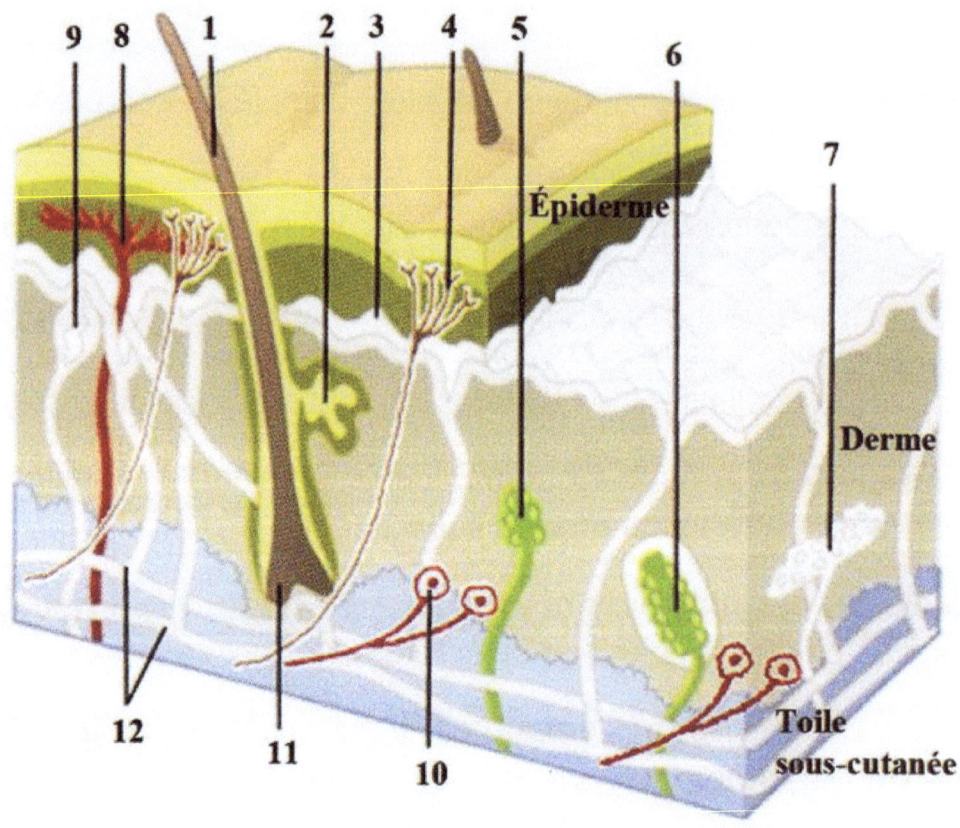

- Christian Bonnet, Jean-Jacques Perrin et Didier Mrejen proposent : *épiderme, derme, hypoderme* et pour les tissus profonds, au choix, les termes de *fascias, aponévroses, tendons, muscles (terme non résolu)*.

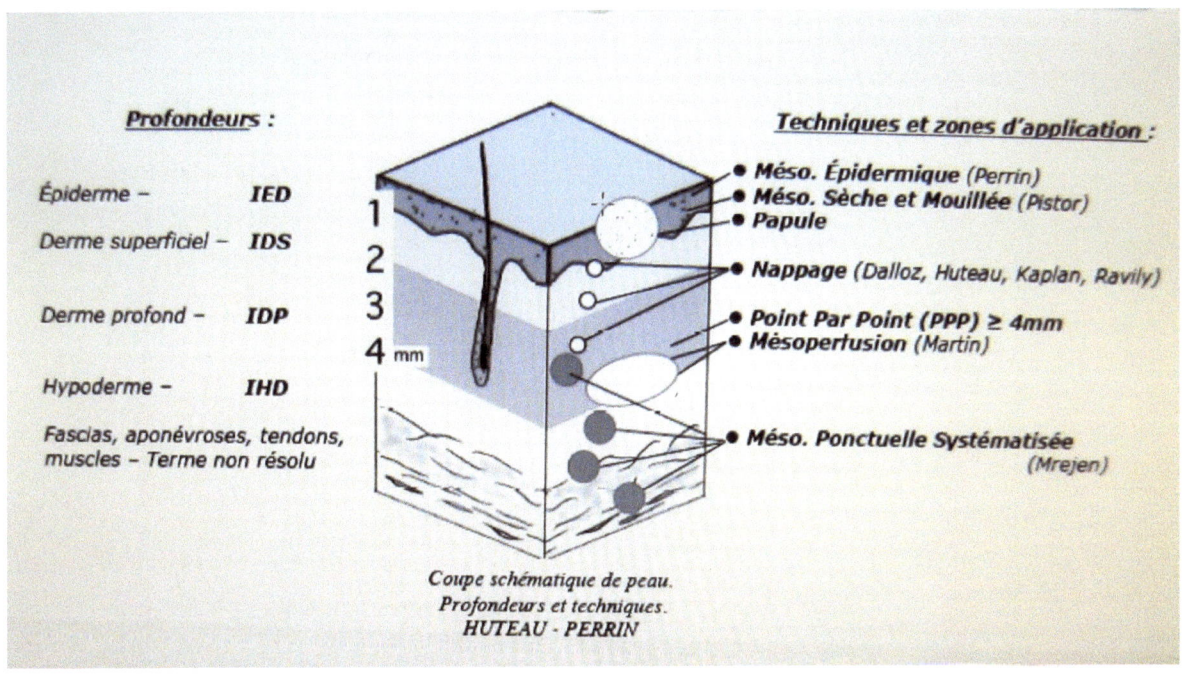

*Schéma d'injections proposé par Bonnet C., Mrejen D. et Perrin J-J.
(La Mésothérapie en Médecine Esthétique et Médecine Générale –
Mésodiffusion-2003).*

Cela fait pourtant bien longtemps que les anatomistes ont décrit, au vu de leurs dissections, deux couches graisseuses sous la peau : l'hypoderme et le tissu cellulaire sous-cutané, séparés par le fascia superficialis. Jean CRUVEILHIER (1791-1874), au 19ème siècle, en faisait la description en niant toutefois sa généralisation : « *Le fascia superficialis n'est pas présent sur tout le corps. Il n'existe de fascia superficialis, c'est-à-dire de toile aponévrotique susceptible de démonstration anatomique, que dans deux ordres de régions : 1° dans celles où la peau jouit d'une grande mobilité ; 2° dans celles où existe une couche de vaisseaux et de nerfs sous-cutanés* » (Anatomie Descriptive, tome second).

Dans nos précédentes descriptions de la peau, nous faisions appel au livre d'anatomie d'Henri ROUVIERE qui est depuis longtemps une sérieuse référence pour les étudiants francophones. Cet « Atlas d'Anatomie Humaine » ne parle pas d'hypoderme mais de pannicule adipeux, de fascia superficialis et de tissu sous-cutané qui est ainsi dénommé uniquement lorsque le fascia superficialis n'est pas visible ou est inexistant.

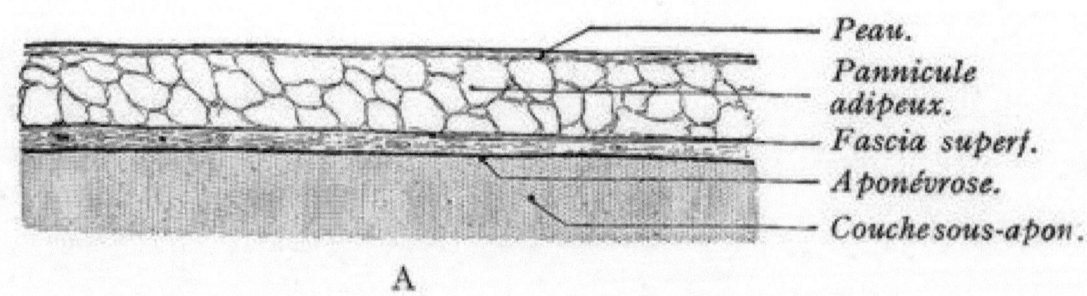

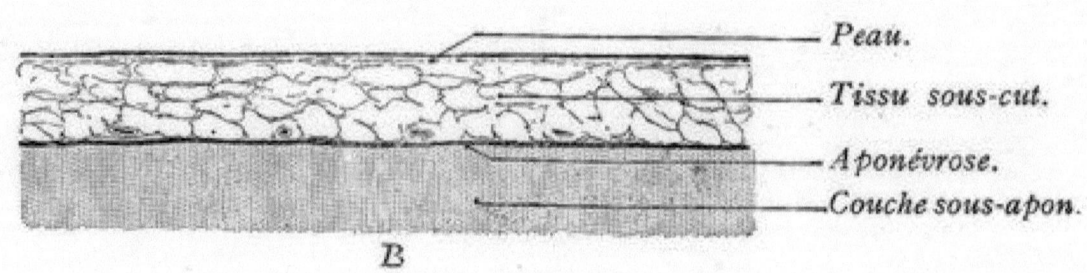

Fig. 12. — *Coupes des téguments: A, avec fascia superficialis; B, sans fascia superficialis.*

(H. Rouvière – Anatomie Humaine – 7ème édition – 1954).

Cette description, qui n'a pas changé lors des plus récentes éditions (2002) est sensiblement la même que celle des anglophones, c'est-à-dire : **les téguments** sont faits de deux parties : **la peau** et **le tissu sous-cutané**. Il faut encore noter que « tégument » signifie « *tissu vivant recouvrant le corps des animaux, avec ses appendices (poils, plumes, écailles)* » et que ce terme est souvent utilisé, à tort, en tant que synonyme de peau ou de tissu cutané !

Les dessins de Frank H.NETTER (Atlas d'Anatomie Humaine - Masson), ne permettent pas de définir clairement la structure du tissu sous-cutané, mais lui aussi fait bien la part des choses en distinguant nettement **peau** et **tissu sous-cutané**. On observe simplement une seule couche graisseuse et membraneuse, comme dans le schéma B de ROUVIERE sans distinguer de ligne de séparation. Depuis lors, les recherches des anatomo-histologistes se sont affinées tout en bénéficiant de l'aide des nouvelles technologies (Echographie et IRM) qui ont permis de mettre en évidence la réelle structure des téguments et de remettre à jour la dénomination internationale des éléments du revêtement cutané :

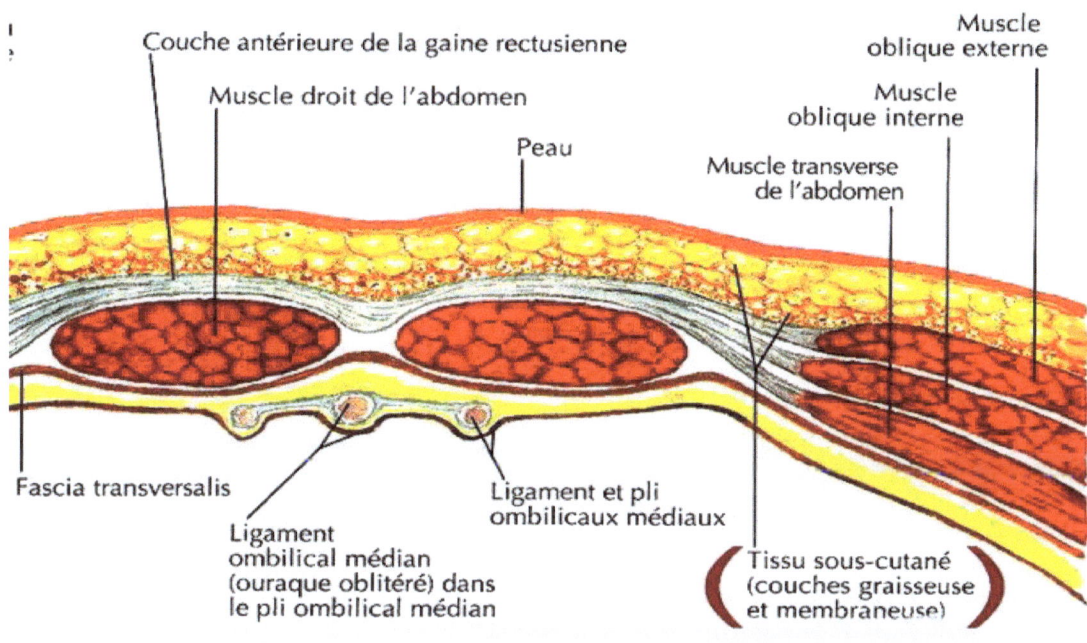

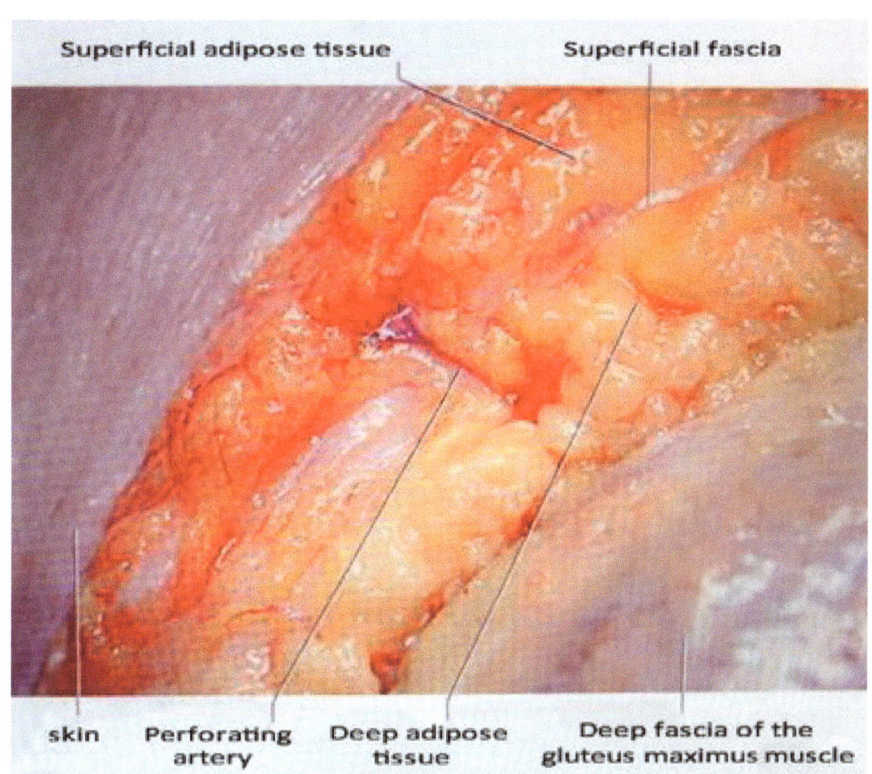

Tissu sous-cutané de la région fessière avec dénomination internationale.

On distingue très bien, sur la coupe de dissection ci-contre, une couche membraneuse qui sépare deux couches graisseuses, la superficielle et la profonde. C'est le **fascia superficialis.**

Ce fascia superficiel est une couche cellulo-membraneuse sous-cutanée qui enveloppe tout le corps sans être interrompue nulle part. Il divise le tissu sous-cutané (ou hypoderme) en deux couches fibroadipeuses, une superficielle (superficial adipose tissue ou panniculus adiposus) et l'autre profonde (deep adipose tissue).

Le **fascia profond** est formé d'un feuillet conjonctif dense situé en dessous du feuillet superficiel, avec lequel il détermine, quand il ne fusionne pas avec lui, cet espace cellulo-adipeux plus ou moins important (le plan de clivage dont parlait GROSSHANS précédemment), espace dans lequel se situent un réseau neurovasculaire et dans certains endroits, des bourses séreuses et du tissu adipeux. Plutôt mince au niveau de l'abdomen et du thorax, et plus épais au niveau des membres, il enveloppe tous les muscles du corps. Sous ce fascia profond (dénommé également aponévrose) se situe l'epimysium qui est l'enveloppe réelle des muscles sous-jacents.

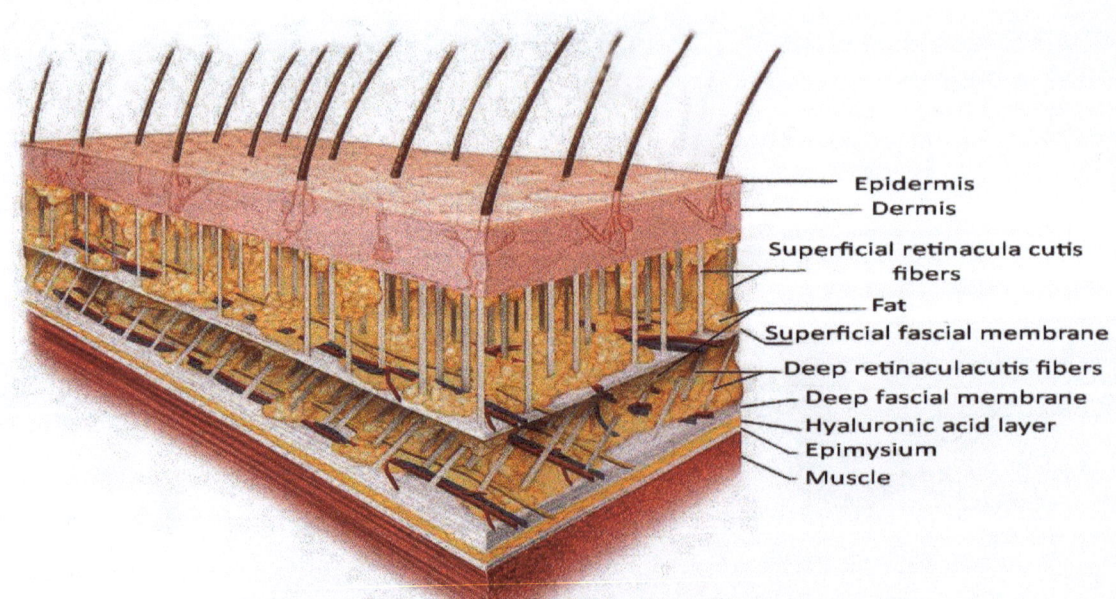

Cross section from the skin to the musculature, showing fascial membranes and retinacula cutis fibers
(illustrated by Giovanni Rimasti - modeled from an illustration by Stecco.)

Ces fascias sont reliés entre eux et à la peau par des colonnes fibreuses qui forment un réseau tridimensionnel entre les lobules adipeux.

Cette structure est parfaitement décrite par STECCO, MACCHI, PORZIONATO, DUPARC et DE CARO (*Ital.J.Anat. Embryol. 2011 ; 116(3) : 127-38*) et par Carla STECCO *(Functional Atlas of the human fascial system)*.

Elle est très bien illustrée dans le livre de Joseph E. MUSCOLINO (Body mechanics - Fascial structure).

S'il restait encore un doute sur l'existence du fascia superficialis, celle-ci a été parfaitement imagée, grâce au développement des nouvelles technologies en matière d'histologie, d'échographie, de Scan ou d'IRM. « *Existence and distribution of Membranous Layer of Superficial Fascia in the Human Body* » est une étude approfondie qui permet d'objectiver, par la dissection et l'échographie la réalité du fascia superficiel et sa présence, dans de nombreuses régions du corps (Professeur Marwan F.ABU-HIJEH – Surg Radiol – *Anat. 2006 Déc. Abdominal*).

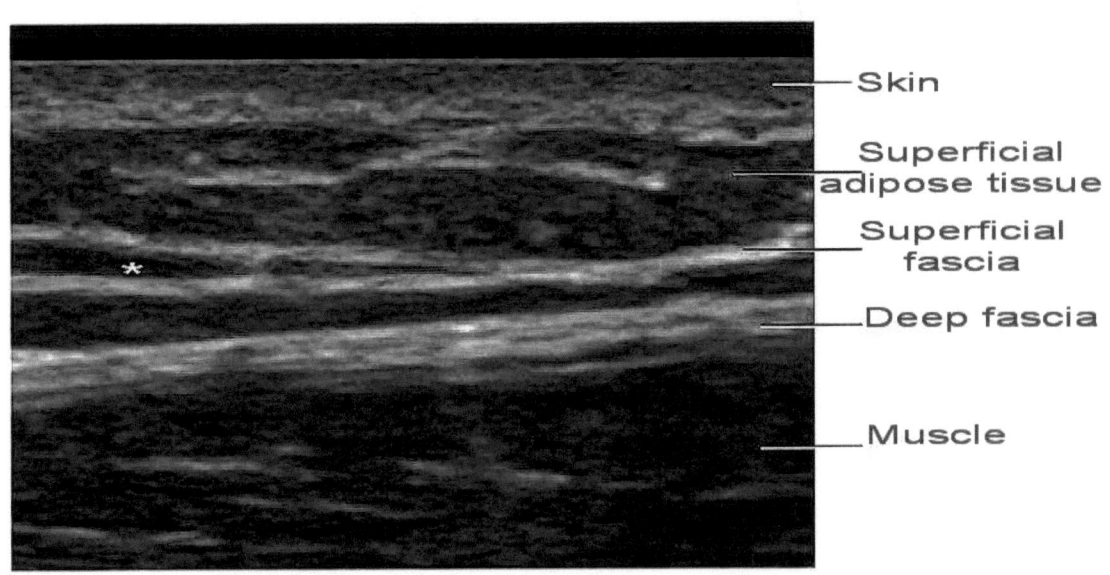

Echographie des téguments
Fascia superficialis (se dédoublant ici*)

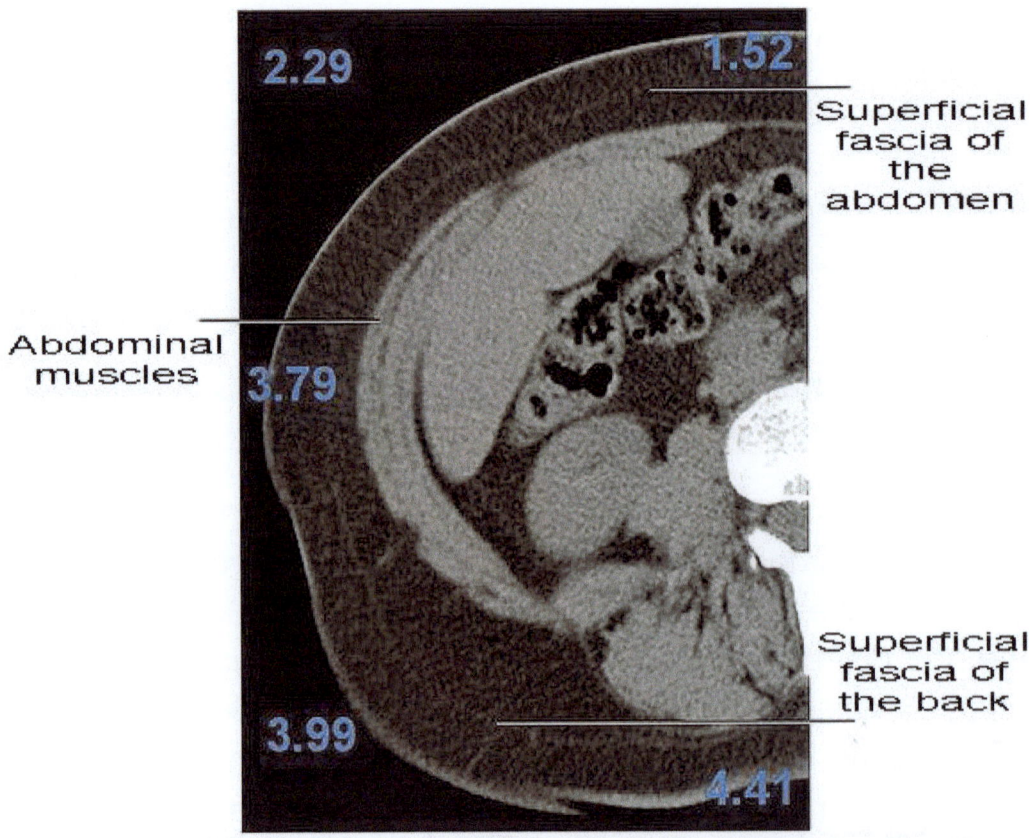

Coupe d'abdomen : fascia superficialis visible de façon continue sur tout l'hémicorps, séparant les deux lames adipeuses

(Scanner)

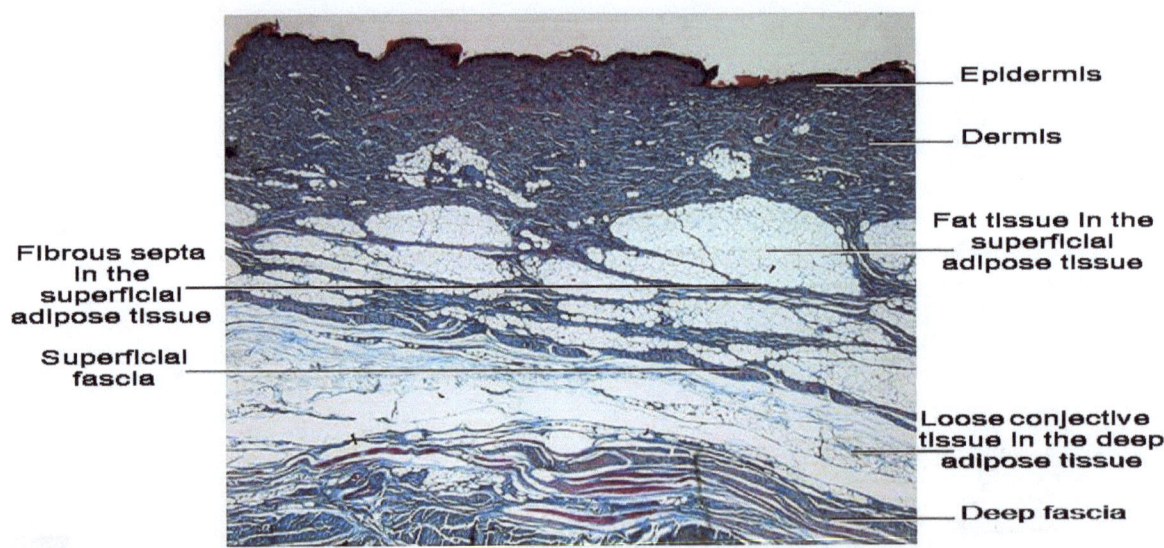

Coupe histologique de tissu sous-cutané (coloration Mallory-Azan, 16 X).

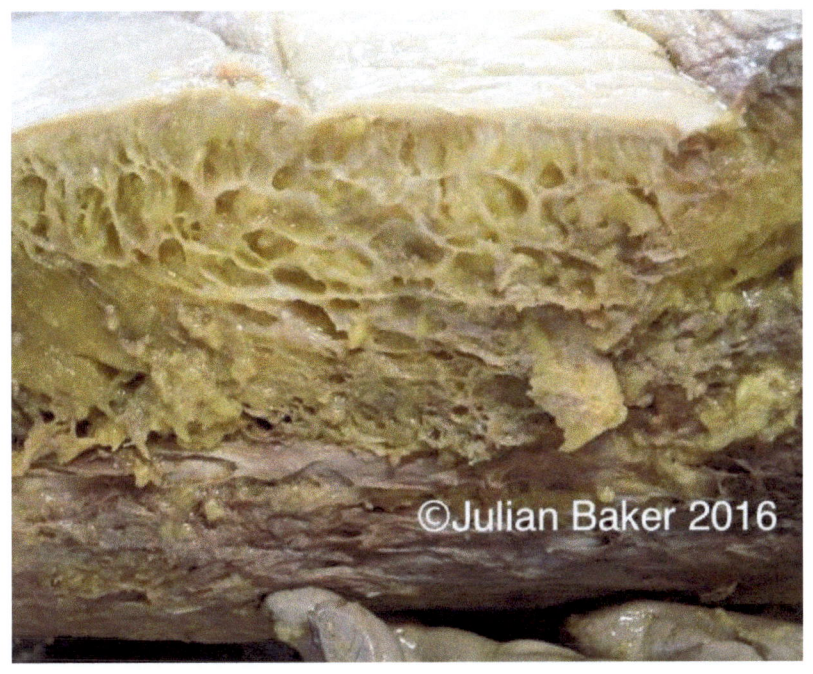

Coupe anatomique de la paroi abdominale.

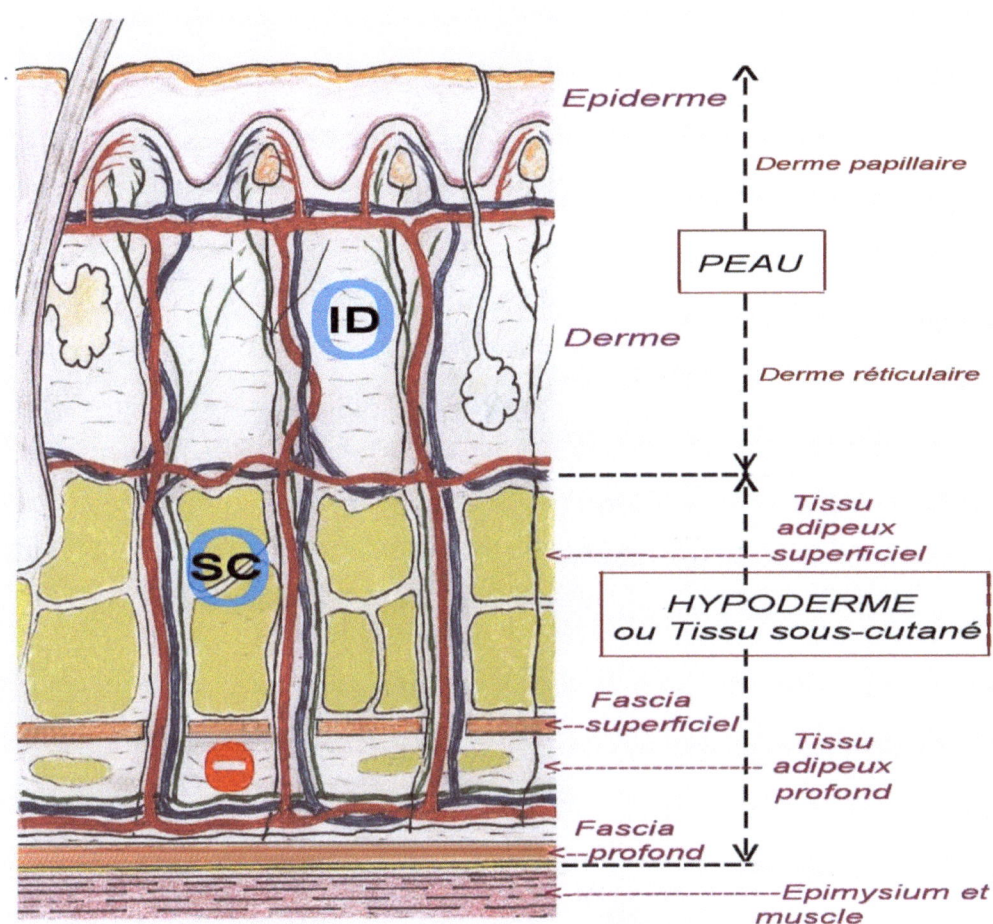

Architecture des téguments

Enfin, une étude très détaillée, « *Anatomie de la peau en IRM, Aspects normaux et premières applications en pathologie* » (N. SANS, C. LALANDE, N.M. ASSOUERE, O. LOUSTEAU, M-L. DESPEYROUX-EWWERS et J-J. RAILHAC - Service d'Imagerie du CHU Purpan de Toulouse) a permis une mesure précise de l'épaisseur des tissus cutanés et sous-cutanés qui composent les téguments.

EPIDERME	IRM mm FIESTA	IRM mm T1	DERME	IRM mm FIESTA	IRM mm T1	Hypoderme	IRM mm FIESTA	IRM mm T1
Dos	0,35	0,30	Dos	2,71	2,78	Dos	2,86	2,99
NS F	0,35	0,31	NS F	2,42	2,47	NS F	2,81	2,96
H	0,35	0,29	H	2,88	2,98	H	2,89	3,01
Mollet	0,30	0,22	Mollet	1,27	1,25	Mollet	5,75	5,74
NS F	0,27	0,2	NS F	1,01	1,03	P = 0.0002 F	7,25	7,25
H	0,29	0,22	H	1,03	1,09	H	4,82	4,79
Talon	0,56	0,59	Talon	1,27	1,25	Talon	11,14	11,15
F	0,53	0,53	NS F	1,24	1,27	NS F	11,12	11,10
NS H	0,57	0,63	H	1,29	1,29	H	11,15	11,13

Epaisseurs moyennes (en rouge) révélées par l'IRM.

Ces travaux sont d'un grand intérêt pour nous, mésothérapeutes, dans la mesure où ils décrivent avec beaucoup de précision et d'exactitude le terrain dans lequel nous nous aventurons et agissons quotidiennement avec nos « petites aiguilles ». Ils ont permis, en outre, d'actualiser les mesures de l'épaisseur de la peau et des différentes couches sous-cutanées *« qui étaient sous-évaluées jusque là en raison des techniques inhérentes à l'analyse anatomopathologique entraînant une **rétraction importante des tissus de l'ordre de 38 à 58 %) »** (N.SANS).

Notre champ d'action est très large puisque la surface de la peau est de 1,5 à 2 m² mais son épaisseur est variable selon les régios cutanées, l'âge et le sexe des personnes.

Sur une cohorte de 31 sujets (19 hommes et 12 femmes), d'âge moyen de 31 ans (de 17 à 49 ans), les chiffres montrent :
- pour l'épiderme, une faible variation d'épaisseur selon la région et le sexe (sauf pour le talon, principal point d'appui du corps). La moyenne est de 0,35 mm.

- pour le derme, la différence d'épaisseur est nettement plus significative, prépondérante au niveau dorsal, où la moyenne est de 2,71 mm., alors qu'elle n'est que de 1,27 au mollet, soit moitié moindre.

- pour l'hypoderme, il n'est pas possble d'établir une moyenne car l'épaisseur du tissu adipeux varie considérablement en fonction des régions concernées, du sexe, de l'âge du sujet et de son gabarit (maigre ou obèse, petit ou grand). Seul le talon fait l'unanimité avec ses 11 mm d'épaisseur..

COMPARAISON AVEC LA LITTERATURE

Epiderme + derme		IRM mm *Lalande 2003* FIESTA / T1		Histologie mm : *Lee 2002*	Echographie mm : *Fornage 1993*
Dos		3,11	3,13	1,97	2,3
	F	2,77	2,78	1,47	2,33
	H	3,23	3,27	2,27	2,62
Mollet		1,33	1,28	1,05	
	F	1,28	1,23	1,04	1,3
	H	1,32	1,31	1,19	1,34
Talon		1,85	1,84	1,56	
	F	1,77	1,8	1,08	1,56
	H	1,86	1,87	2,04	1,6

Différentes épaisseurs le la peau selon les régions

et selon les techniques de mesure.

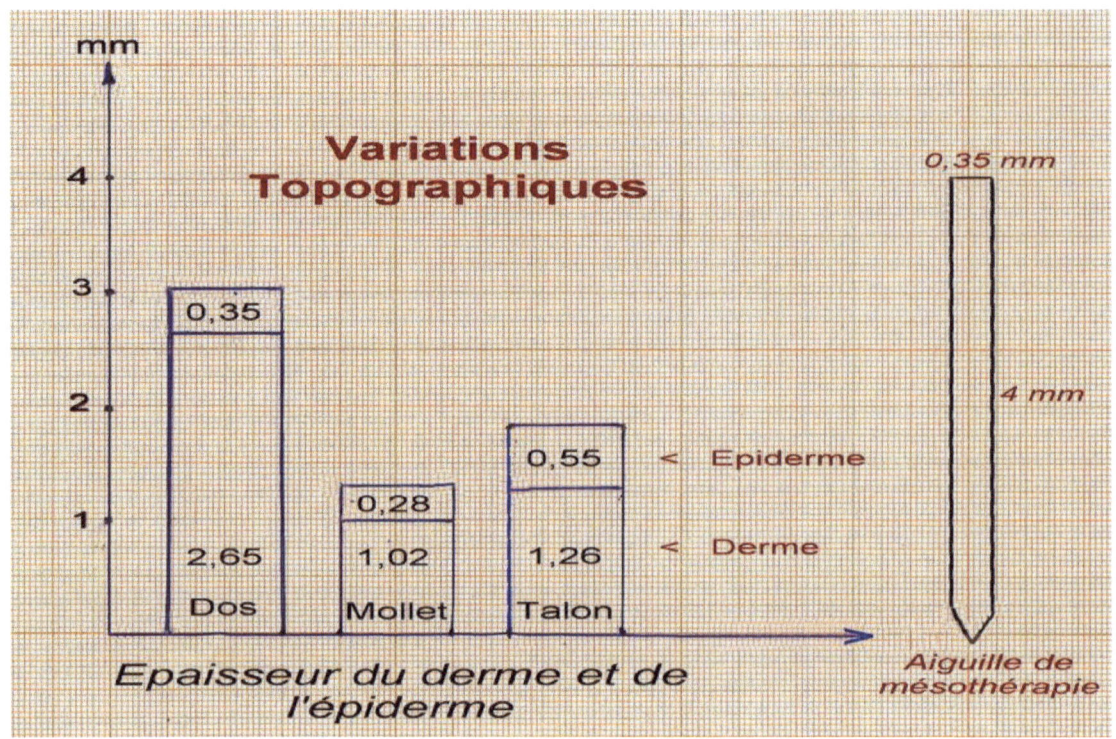

Valeurs IRM supérieures à celles de l'histologie et de l'échographie.

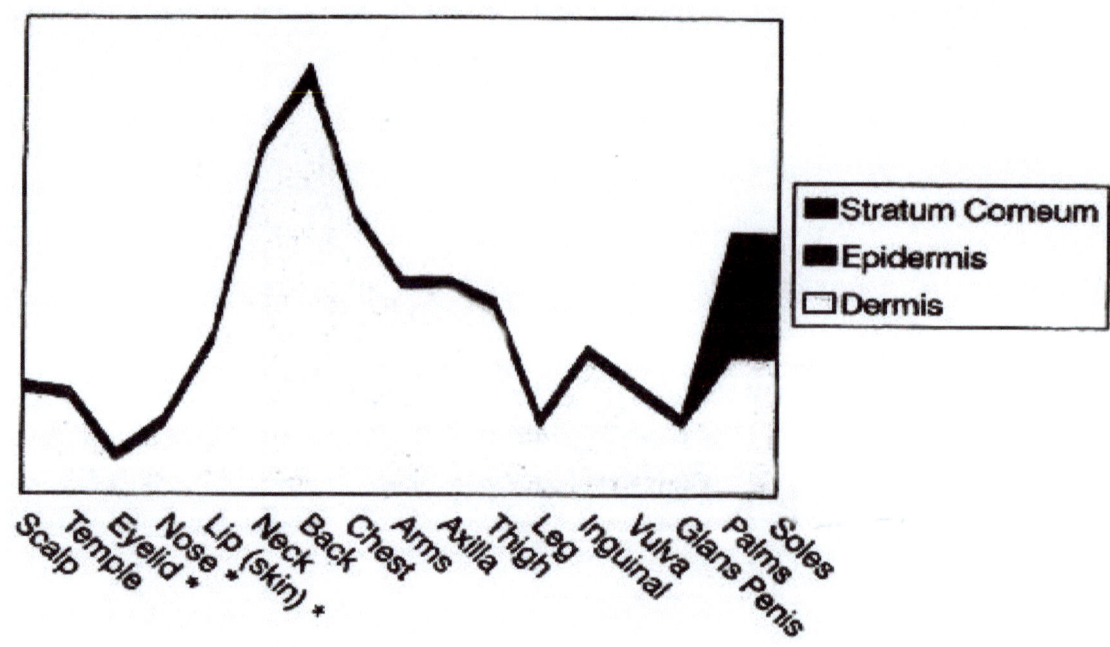

Ces constatations millimétriques permettent de mieux recadrer notre champ d'action, de piquer « au bon endroit » afin d'éviter un éventuel traumatisme des tissus et vaisseaux sous-jacents qui serait à l'origine de complications telles que douleurs, hématomes, infections et nécroses.

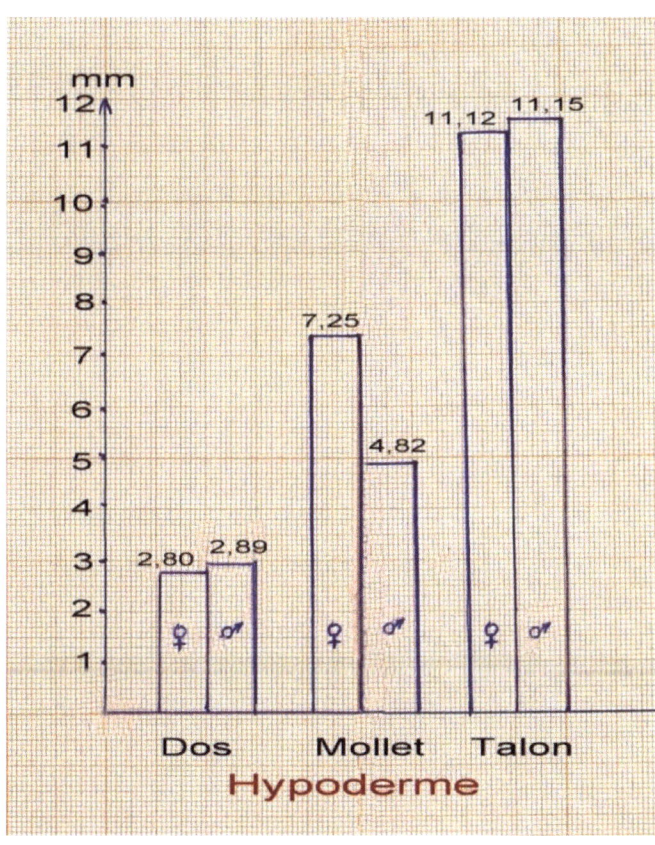

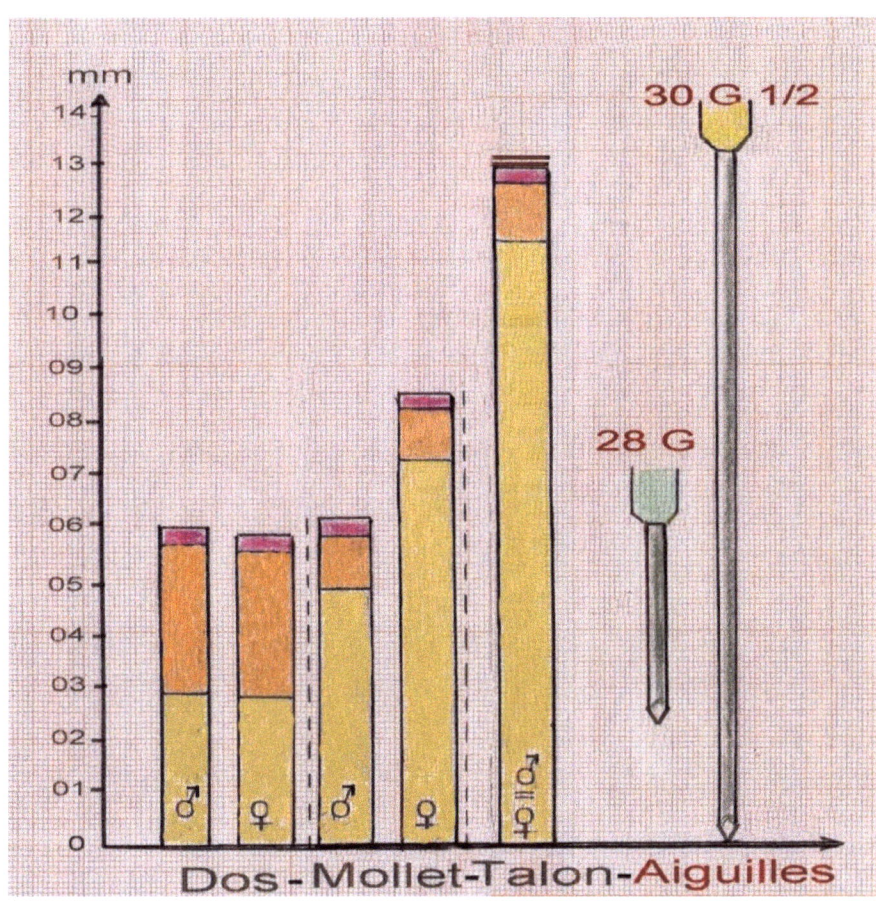

Ensemble Peau et Hypoderme.

La peau et les tissus sous-cutanés sont très vascularisés (le derme papillaire renfermant 10% du sang chez l'adulte), et notre principal souci est celui de ne pas piquer un vaisseau suffisamment important pour laisser immédiatement une trace de notre passage percutané. Il n'est pas toujours évident de rester à distance des réseaux vasculaires qui sont organisés en réseaux parallèles à la peau, sur trois niveaux : le superficiel, le profond et le sous-cutané.

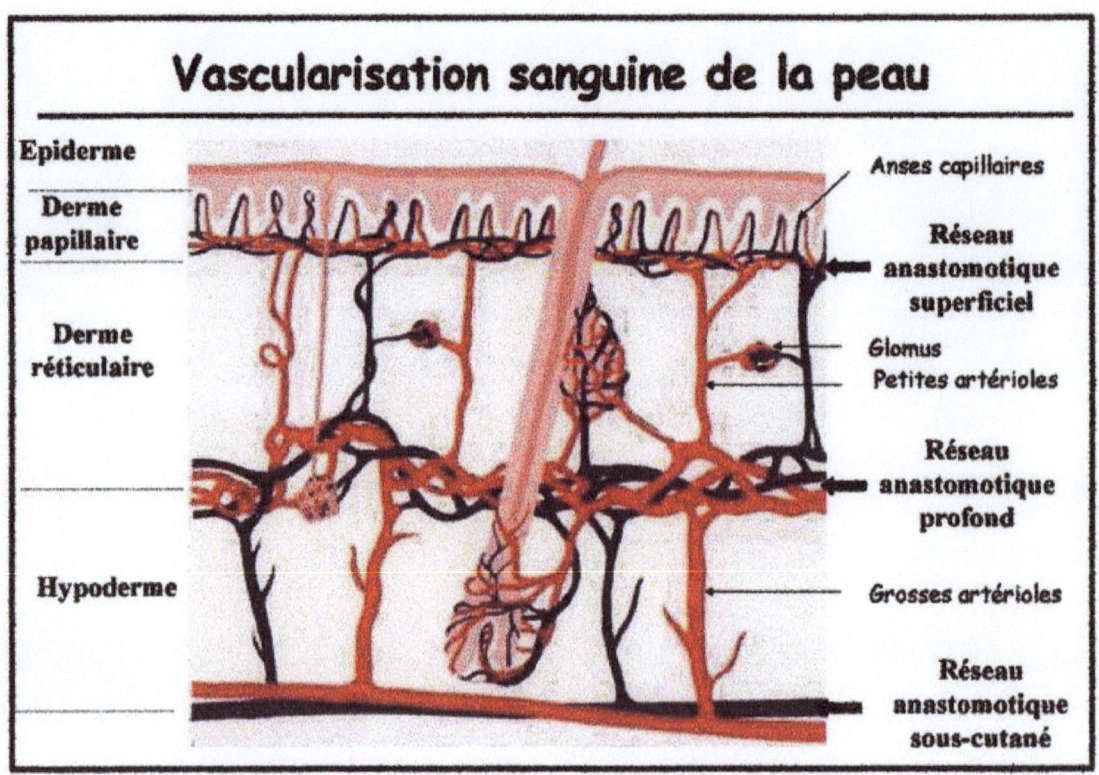

Il s'agit donc d'utiliser les aiguilles les plus fines possible et d'une longueur nécessaire et suffisante pour ne pas faire de dégâts. C'est dans cette intention que furent mises au point, dans les années 50, les aiguilles de LEBEL. Elles étaient tout d'abord de 3 mm de longueur pour un diamètre de 0,40 mm. Elles passèrent ensuite à 4 mm et 6 mm de longueur avec le même diamètre (27 G). Il existe actuellement un nombre varié d'aiguilles à usage unique. Ma préférence, basée sur de nombreuses années d'utilisation, est celle de l'aiguille de 4 mm de longueur et de 0,35 de diamètre (28 g). Elle permet de franchir, avec une inclinaison de 45°, l'épaisseur moyenne de l'épiderme le plus épais, de franchir le derme papillaire et son riche réseau anastomotique superficiel et d'atteindre le derme réticulaire, cible privilégiée de la méso-injection.

3 - La troisième circulation

La raison qui nous fait préférer le derme réticulaire comme site d'injection est, bien sûr, sa structure en tant que conjonctif interstitiel, « *Sa structure lamelleuse réticulée où s'intriquent des formations cellulaires et fibrillaires au sein d'une substance anhiste dite fondamentale* » (Didier REINHAREZ – *Veines, Lymphatiques, Interstitium*). Cet interstitium est le lieu d'échange par diffusion entre les capillaires sanguins et les cellules parenchymateuses. « *La plasticité de la matrice interstitielle permet la création de véritables capillaires hydrauliques, sortes de tunnels rhéologiques par « jet lésion », hydrauliquement rigides ...* ». Il s'agit, en fait, des « *canaux interstitiels* » du professeur Jean-François MERLEN, le grand maître de la microcirculation. Ces canaux sont les composants essentiels de « *la troisième circulation* », voie de diffusion préférentielle de la mésothérapie, celle décrite et dénommée ainsi dans mon premier ouvrage en 1985, et dans la revue « Lyon Méditerranée Médical – Médecine du Sud-est ». C'est bien cette « *troisième circulation* » qui a été rebaptisée « le quatrième mousquetaire », beaucoup plus tard, par les tenants de « *la théorie des trois unités du tissu conjonctif* » d'André DALLOZ-BOURGUIGNON (1983) :

« *Dans cette conception, le tissu conjonctif est réhabilité comme un élément actif comprenant :*
-une unité microcirculatoire représentée par les petits vaisseaux capillaires et veineux assurant les échanges sanguins à l'échelon le plus intime. -
-une unité neuro-végétative...
-une unité de compétence immunologique... ».

De toute évidence, l'existence et le rôle fondamental du tissu interstitiel manquaient à l'appel. Le concept de DALLOZ a été complété plus tard par l'**UCF**, (*Unité de Compétence Fondamentale*) et ce nouvel ensemble a pris la forme d'un diagramme de Venn permettant aux mathématiques de récupérer les oublis de la microcirculation.

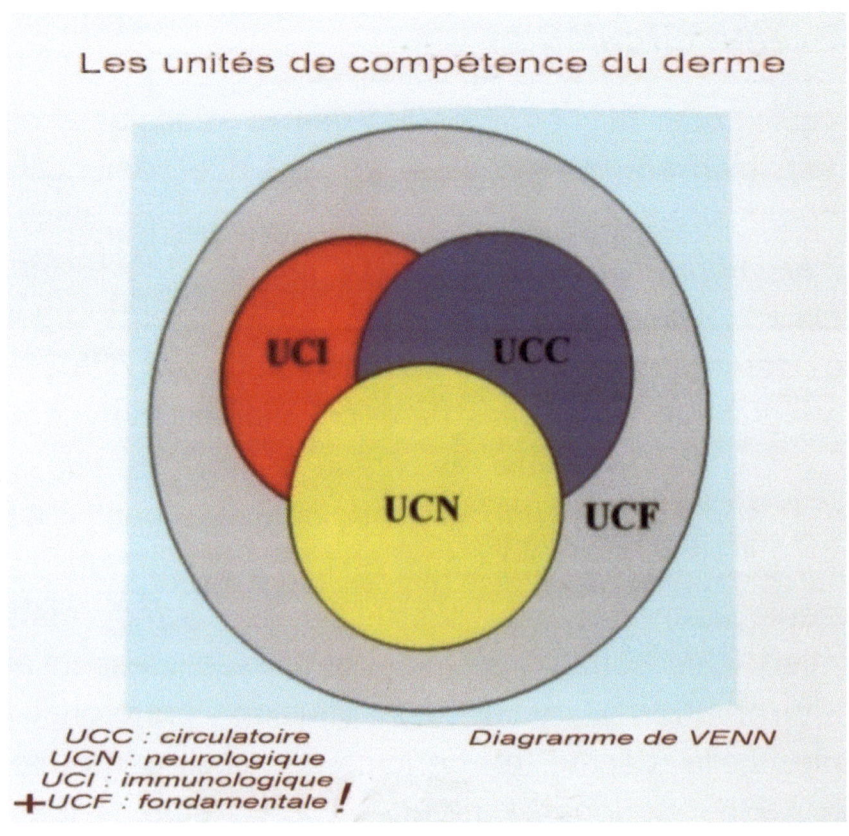

Les unités de compétence du derme

UCC : circulatoire
UCN : neurologique
UCI : immunologique
+UCF : fondamentale !

Diagramme de VENN

Le rôle de l'Interstitium a été trop longtemps méconnu sa fonction de diffusion y prend le pas sur les fonctions de remplissage et de feutrage fibreux classiquement reconnus au tissu conjonctif. Par sa structure lâche et mixte, à la fois liquide et gel, amorphe et déjà organisé en fentes prévasculaires, il est un site de diffusion priviligié et aussi une sorte de vase d'expansion circulatoire.

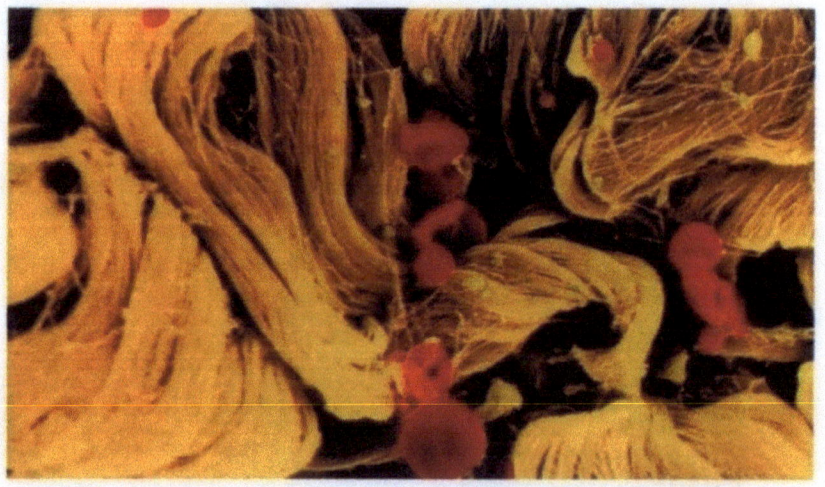

Tissu conjonctif *Didier Rheinharez*

Le compartiment interstitiel.

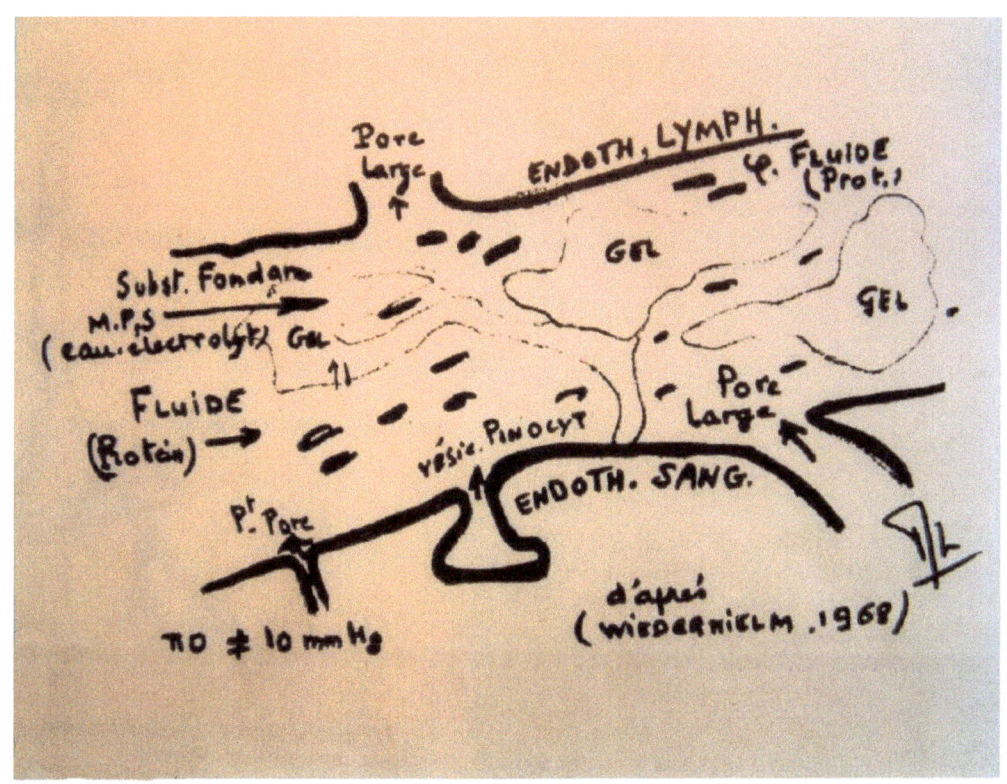

Dessin original de Jean François MERLEN

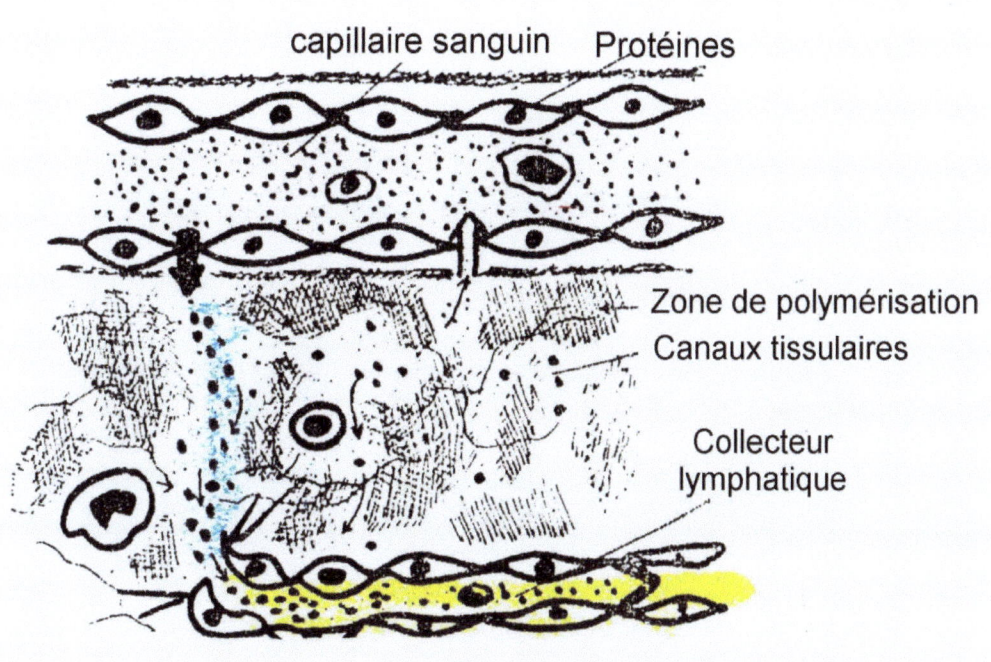

R. CLUZAN - Les canaux tissulaires

TISSU INTERSTITIEL

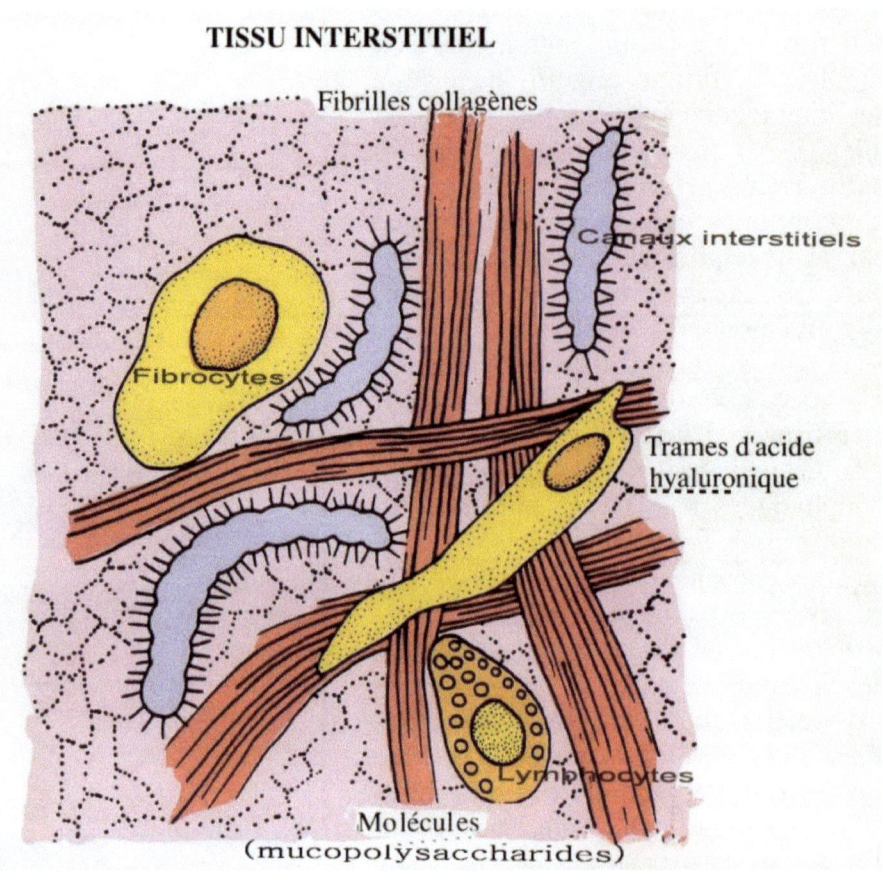

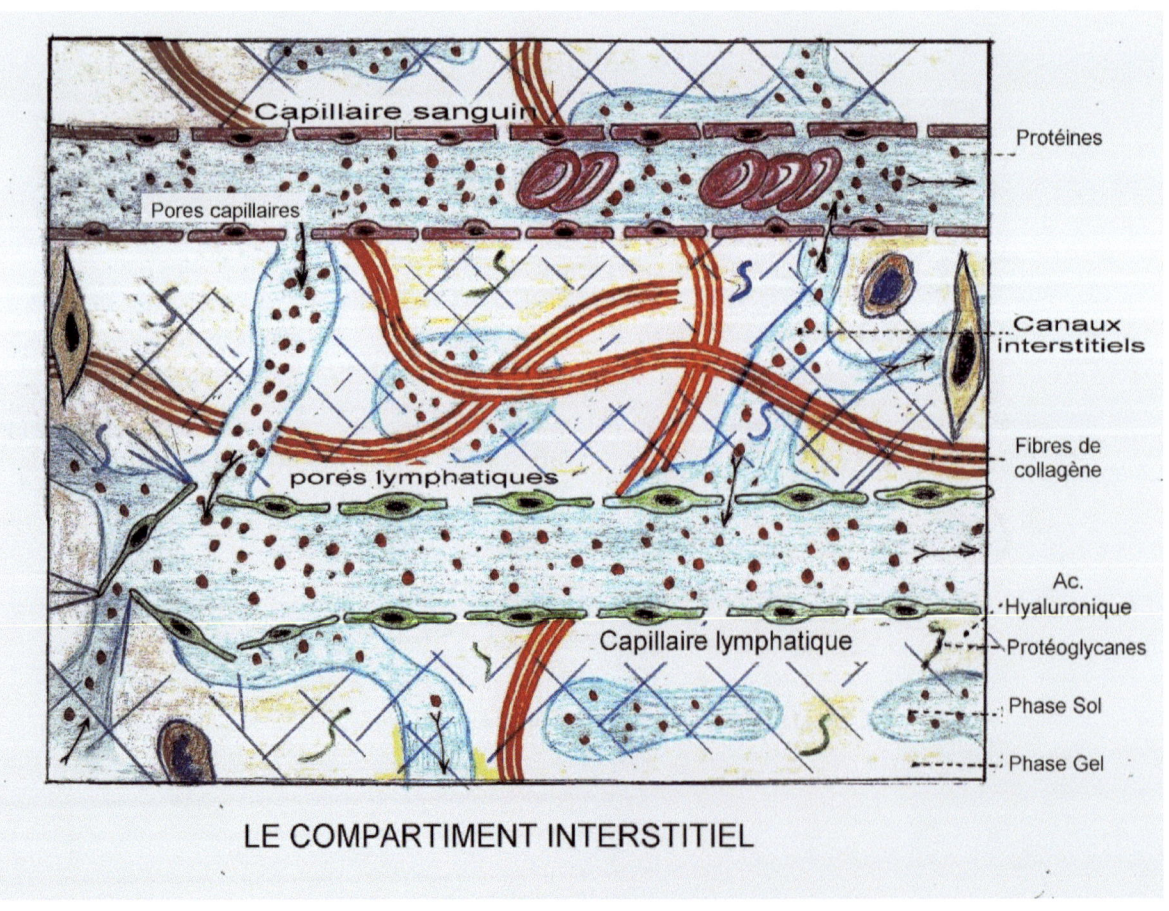

LE COMPARTIMENT INTERSTITIEL

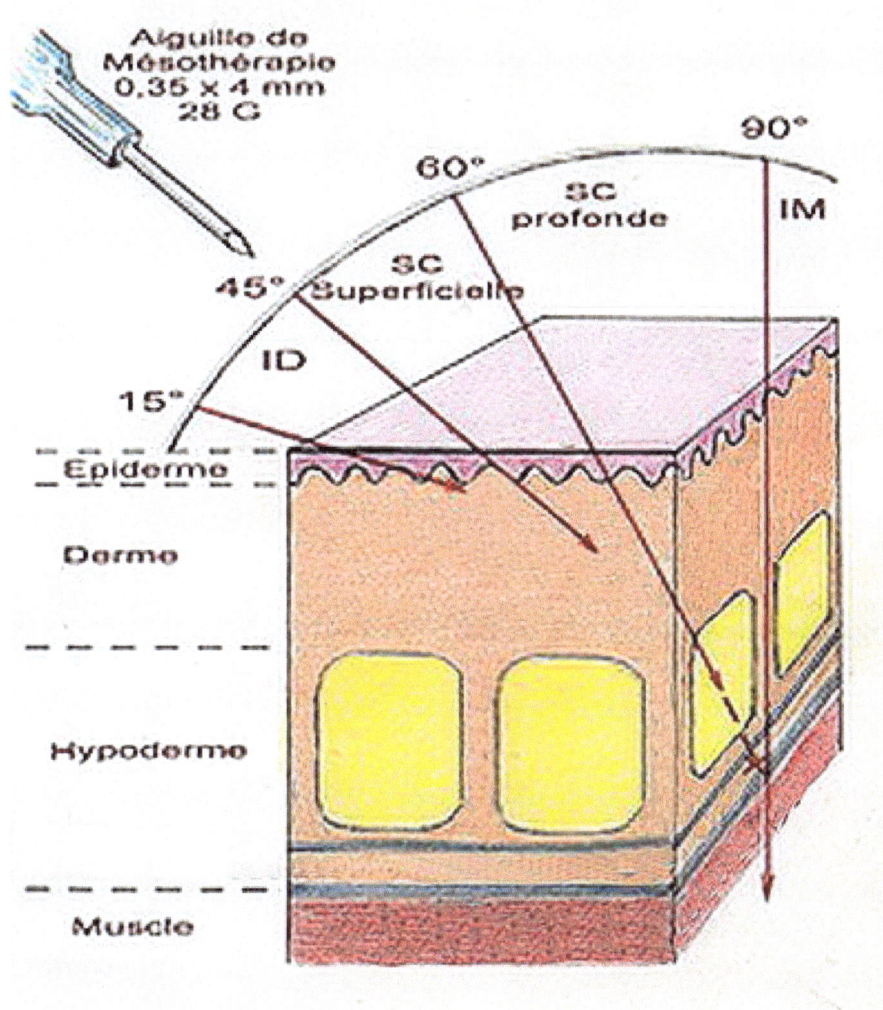

Sur le plan pratique, ces notions descriptives doivent permettre au praticien de savoir exactement où il doit placer la pointe de son aiguille afin d'injecter le mélange actif. Si l'on veut cibler l'épiderme ou le derme, il y a nécessité d'incliner le bloc main-seringue-aiguille selon un angle de 15° à 45°. Par contre, entre 45° et 60°, on a une forte probabilité d'atteindre l'hypoderme et de faire une injection sous-cutanée. Au delà de 60°, on est pratiquement à la verticale et c'est là qu'il faut se montrer extrêmement prudent.

Dans les régions où la peau est très fine, on a deux possibilités :

- soit celle d'utiliser l'excellente aiguille de microangiosclérose 30 G 1/2 (13 mm de longueur - 0,30 mm de diamètre), qui permet une inclinaison à moins de 15° et un contrôle parfait de la pénétration de un à trois millimètres, en tendant la peau avec la main libre,

- soit celle de pincer la peau avec la main libre et d'injecter dans le pli ainsi formé, avec une inclinaison de 30°, en espérant être positionné dans le tissu adipeux superficiel, à la jonction avec le derme.

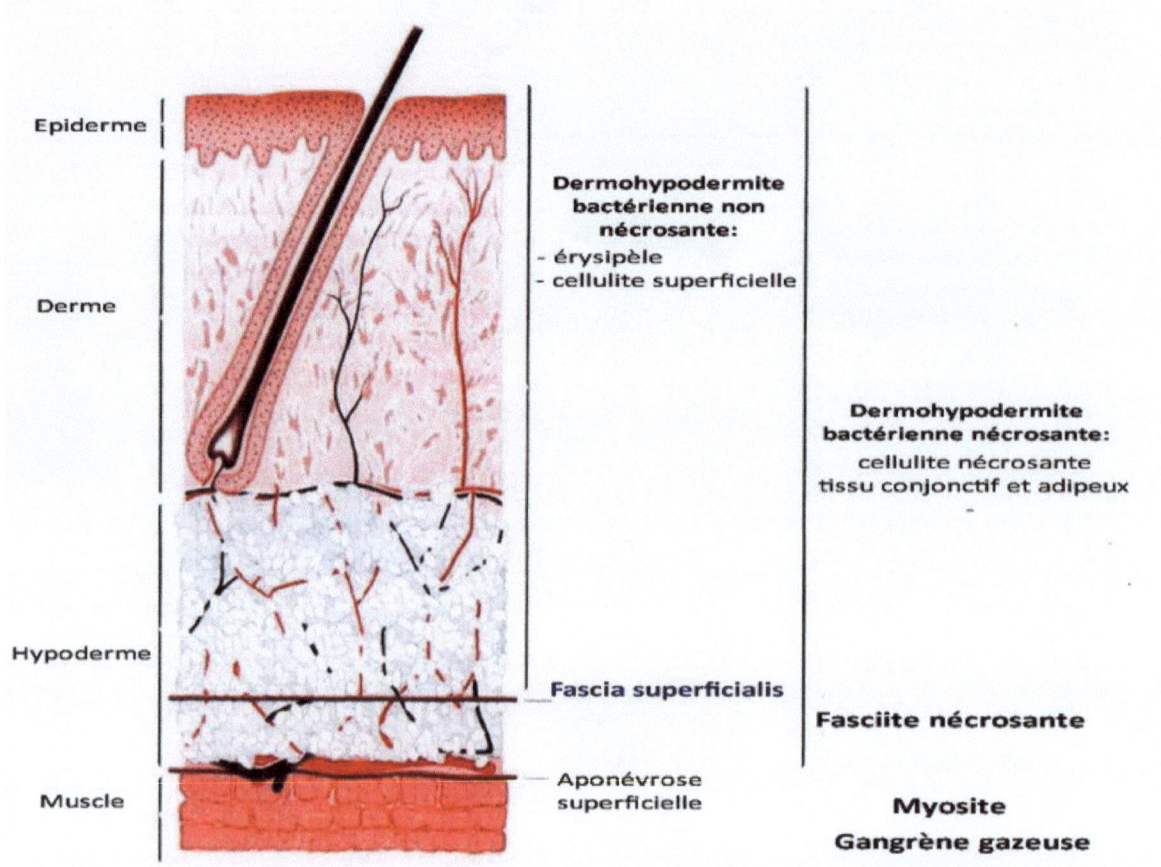

Dermo-hypodermite infectieuse

La publication du professeur GROSSHANS a montré que le pincement fin de la peau (entre le pouce et l'index) ne provoquait pas d'ascension du tissu cellulo-adipeux profond. C'est la seule façon d'éviter de piquer cette zone dangereuse et interdite sous peine des pires complications, principalement l'infection bactérienne dénommée « dermo-hypodermite infectieuse ». Elle est relativement bénigne lorsqu'elle se situe dans les couches superficielles des téguments, mais elle peut être redoutable lorsqu'elle atteint les plans profonds et retrouve son appellation ancienne de « *fasciite nécrosante* ». Le pronostic vital est alors engagé et c'est une véritable urgence chirurgicale !

En mésothérapie cet événement est exceptionnel mais des cas graves de « *complications infectieuses ostéo-articulaires de la mésothérapie* » ont été rapportées, au Congrès 2007 de la *Société Française de*

Rhumatologie : deux cas de localisations multiples d'arthrites septiques survenues après mésothérapie lombaire, avec greffes discales et articulaires secondaires (J. EHMAN, D. LOEUILLE, H. DILINGER, V. HOENEN-CLAVERT, I.CHERY-VALCKENSERE).

D'autres cas plus récents font état, après mésothérapie :

- dans un premier cas, pour une périarthrite calcifiante, d'abcès à staphylocoques, avec migration dans le médiastin et thrombose de la jugulaire et de la sous-clavière,

- dans un deuxième cas, pour une névralgie cervico-brachiale, d'abcés paravertébral avec dissémination par contigüité, épidurite C1-C2, méningite, dissémination hématogène avec localisations multiples et pronostic vital engagé à plusieurs reprises (*La Prévention Médicale* – 2011)

Les complications les plus féquentes restent cependant des infections aux mycobactéries responsables essentiellement d'abcés et nécroses sous-cutanées. Certes, les règles d'hygiène et d'asepsie sont indispensables pour éviter ce genre d'accidents mais la technique d'injection est essentielle.

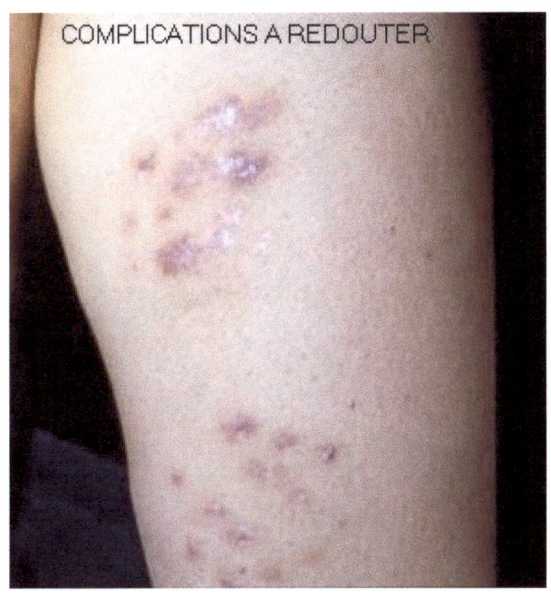
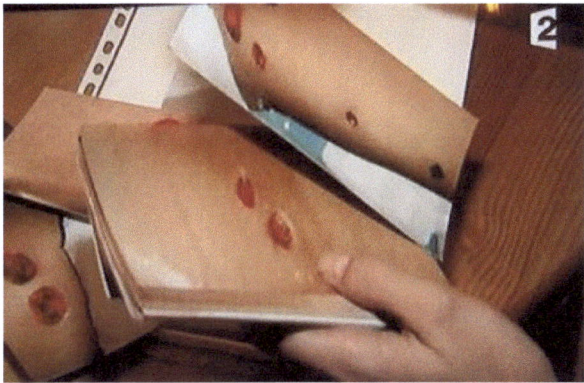

Nodules inflammatoires et nécroses dus aux mycobactéries.

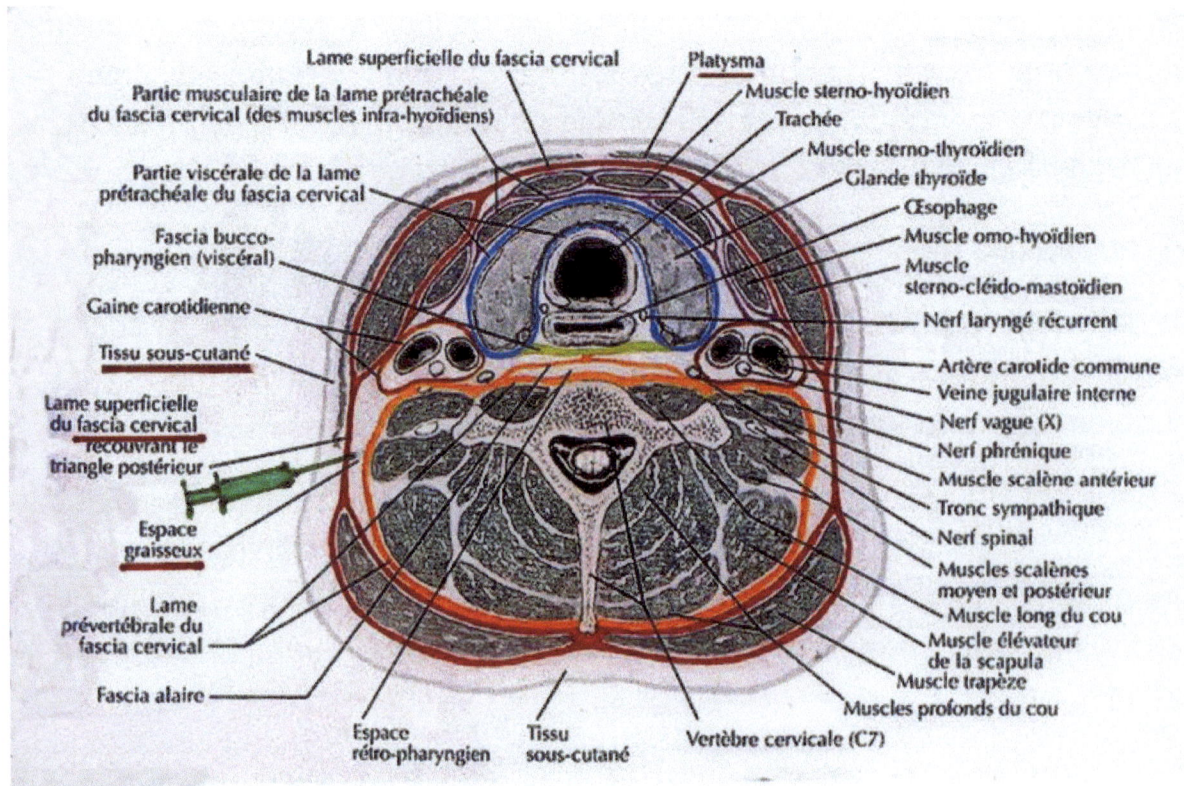

Coupe transversale du cou au niveau C7.

L'injection au niveau du fascia profond du cou, comme on le voit sur ce schéma anatomique, conduit immédiatement l'intrus infectieux dans le tissu cellulo-graisseux du cou qui constitue ici une voie privilégiée pour atteindre le rachis, ses articulations latérales et son contenu, et même les gros vaisseaux du cou et le médiastin. Il faut faire en sorte de ne jamais injecter dans le no man's land que constitue l'espace entre fascia superficiel et fascia profond.

La Mésothérapie doit rester intradermique ou sous-cutanée superficielle. Ce n'est pas une « ID préconçue », mais une sécurité absolue pour le patient et le médecin.

L'injection sous-cutanée profonde, si elle permet d'injecter une quantité plus importante de liquide, n'a pas fait la preuve d'une plus grande efficacité, comparativement à l'injection intradermique.

Quant à la perfusion sous-cutanée, c'est « *une technique d'injection qui permet d'administrer chez un patient des solutés et/ou des médicaments de façon continue ou discontinue dans le tissu sous-cutané (hypoderme)* » entrant dans le cadre législatif (Décret n° 2004-802 du 29 juillet 2004 – J.O. n° 183 du 8 août 2004).

La méso-perfusion est une adaptation à la mésothérapie de cette technique de perfusion sous-cutanée, mais sa mise en œuvre s'adresse à des cas particuliers et n'a rien à voir avec la simplicité du geste original : main–seringue–aiguille. Elle nécessite un matériel parfaitement adapté, un respect total des règles d'asepsie et un apprentissage de sa mise en place auprès des promoteurs de la méthode.

Une technique encore plus performante a été imaginée par Bernard GHEZ, du CERM de Nice :

> *L'hydrotomie percutanée* est une technique de soin qui consiste en l'injection d'une solution saline physiologique par voie intradermique ou sous-cutanée, en accord avec l'Autorisation de Mise sur le Marché (AMM). Elle permet également l'administration concomitante ou secondaire de médicaments à visée thérapeutique selon leurs propriétés pharmacodynamiques établies scientifiquement. Le « coussin d'hydrotomie » ainsi créé constitue un véhicule d'apport thérapeutique pour les produits utilisés avec une diffusion loco-régionale pour traiter une lésion de façon ciblée. Le traitement peut être administré de façon continue ou discontinue en ville ou à l'hôpital selon la technique dite « tumescente ».

Le dernier point à régler est pharmacologique. C'est celui du choix et de la tolérance des produits injectés, mais là encore, il reste beaucoup à faire pour arriver à un consensus...

Une règle importante et qui paraît indispensable à respecter, est celle de la nécessité d'une action locale des produits actifs. Est-ce qu'un décontracturant à action purement centrale peut exercer une quelconque action sur un muscle périphérique, du mollet par exemple, même si le lieu d'injection est relativement proche ? !

Reste enfin le problème du mélange des produits, de leur nombre dans le mélange, de leur pH, de leur dilution, etc. Il faut bien garder à l'esprit que nous opérons le plus souvent hors AMM et qu'il est important pour le mésothérapeute, et surtout pour le patient de ne pas se livrer à des improvisations hasardeuses. Le respect des règles établies par les anciens, et en particulier celui des cocktails médicamenteux, devraient permettre aux nouveaux praticiens d'exercer en toute sérénité et de mesurer l'incroyable efficacité de cette méthode thérapeutique.

4 - La quatrième circulation

On a trop longtemps ignoré l'importance du **compartiment interstitiel** du point de vue circulatoire, importance due au fait qu'il est omniprésent et fondamental pour les échanges intercellulaires. Les cellules d'un organisme pluricellulaire ne forment que rarement un tissu compact sans contact avec leur milieu. Généralement, un fluide circule entre les cellules, amenant les nutriments et emportant les déchets. Ce liquide interstitiel (troisième circulation), correspond, chez les organismes pluricellulaires, au liquide originel des cellules isolées. Il est appelé lymphe chez les vertébrés et il est en relation avec les liquides qui circulent dans les **vaisseaux sanguins** et **lymphatiques**, vaisseaux qui assurent les échanges au niveau de l'organisme entier (première et deuxième circulations).

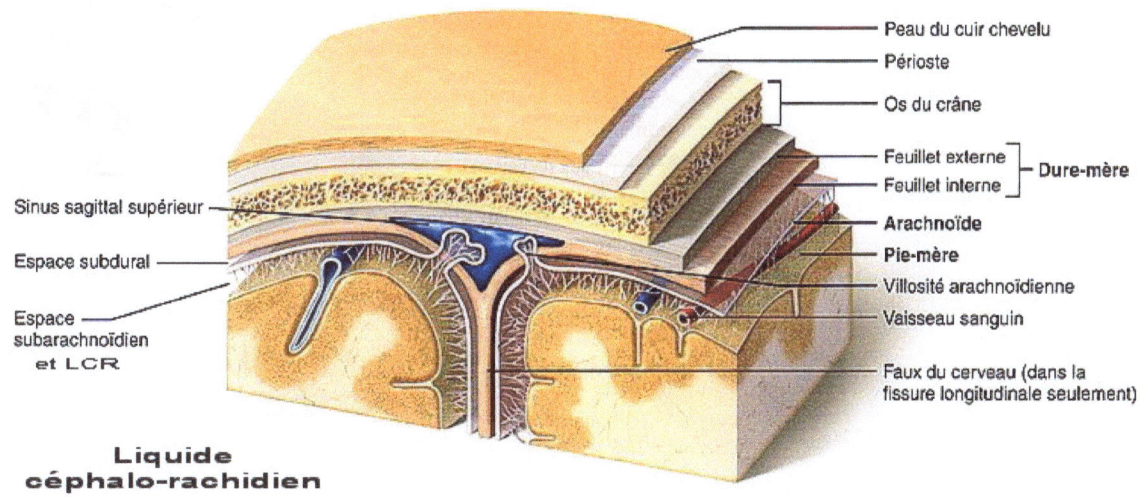

On trouve un quatrième type circulatoire, spécifique du système nerveux: le **liquide céphalorachidien**, dans lequel baignent cerveau et moelle épinière. Il occupe l'espace sous-arachnoïdien et s'écoule depuis son lieu de formation, les plexus ventriculaires, vers son lieu de résorption, les villosités arachnoïdiennes qui pénètrent dans le sinus veineux sagittal supérieur. Il accompagne également les vaisseaux sanguins perforants à l'intérieur du parenchyme cérébral sous la forme et la dénomination des espaces péri-vasculaires de Virchow et Robin. Ce système d'échange particulier, entre la voie sanguine et les cellules parenchymateuses, correspondrait à la circulation lymphatique dont les éléments vasculaires n'existeraient pas au niveau du cerveau. Il convient de signaler d'autre part l'importance du système veineux du cerveau, qui fait que même les veines du cuir chevelu et les veines diploïques de la boîte crânienne parviennent à rejoindre le sinus veineux sagittal supérieur intracrânien.

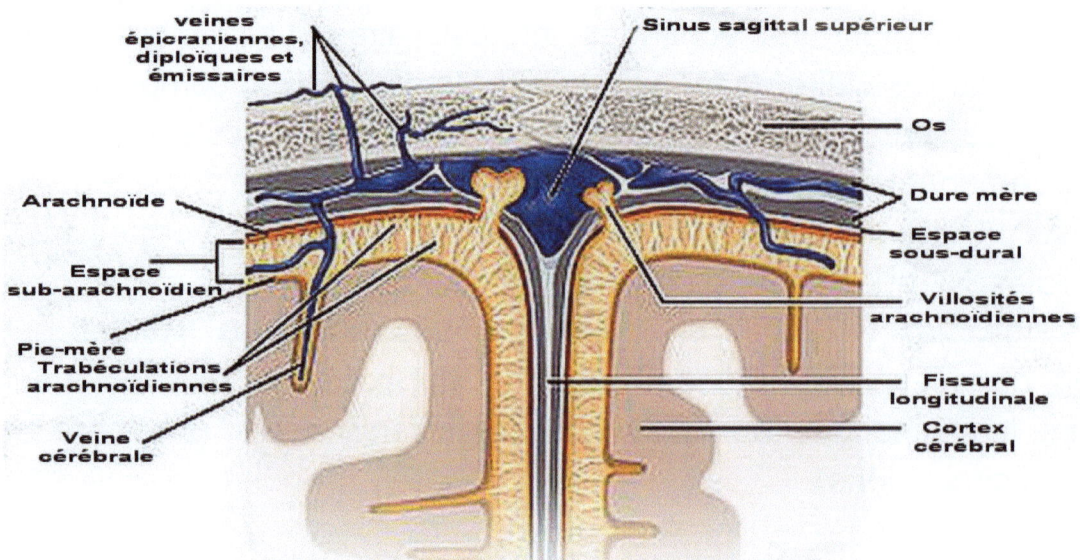

Circulation veineuse crânienne : échanges avec le LCR

La circulation sanguine au niveau de la tête reste bien singulière par rapport au reste du corps, et les publications très récentes des chercheurs de l'Université Rochester de New York ont mis à mal ce qui semblait bien établi en révélant l'existence d'une véritable circulation liquidienne intracrânienne qui a été nommée « **the Glymphatic System** » (Maiken NEDERGAARD – 2013), en reconnaissance de sa dépendance vis-à-vis des cellules gliales et de la similitude de ses fonctions avec celles du système lymphatique périphérique. Il s'agit d'un réseau de canaux étroitement lié à la circulation sanguine, d'un espace péri-vasculaire, dit également para-vasculaire, aux contours très nets, qui se situe autour des vaisseaux sanguins irriguant le cerveau (artérioles et veinules). Ce courant est délimité par des cellules gliales, les **astrocytes**, qui canalisent une partie du liquide céphalo-rachidien et le déversent, à grande vitesse, dans le tissu cérébral où il va se charger en déchets et *«sweeps away excess garbage »*, c'est-à-dire balayer l'excès d'ordures qui se trouvent dans le cerveau ! Et, cela se fait par le biais d'un « *convective bulk flow* » qui pourrait correspondre aux canaux interstitiels périphériques (troisième circulation). Liquide et déchets sont alors largués dans le courant para-vasculaire des petites veinules, semblable à celui des artérioles. Ils seront transférés dans le système lymphatique et, de là, au foie où ils seront définitivement éliminés.

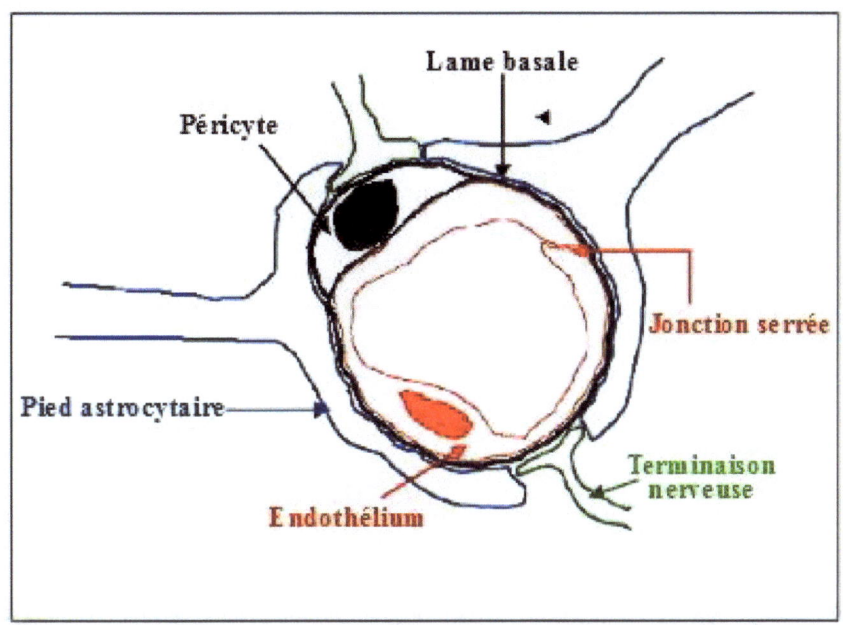

Coupe transversale d'un capillaire cérébral montrant les quatre types de cellules (cellule endothéliale capillaire, péricyte, astrocyte et neurone) intervenant dans la microcirculation cérébrale.

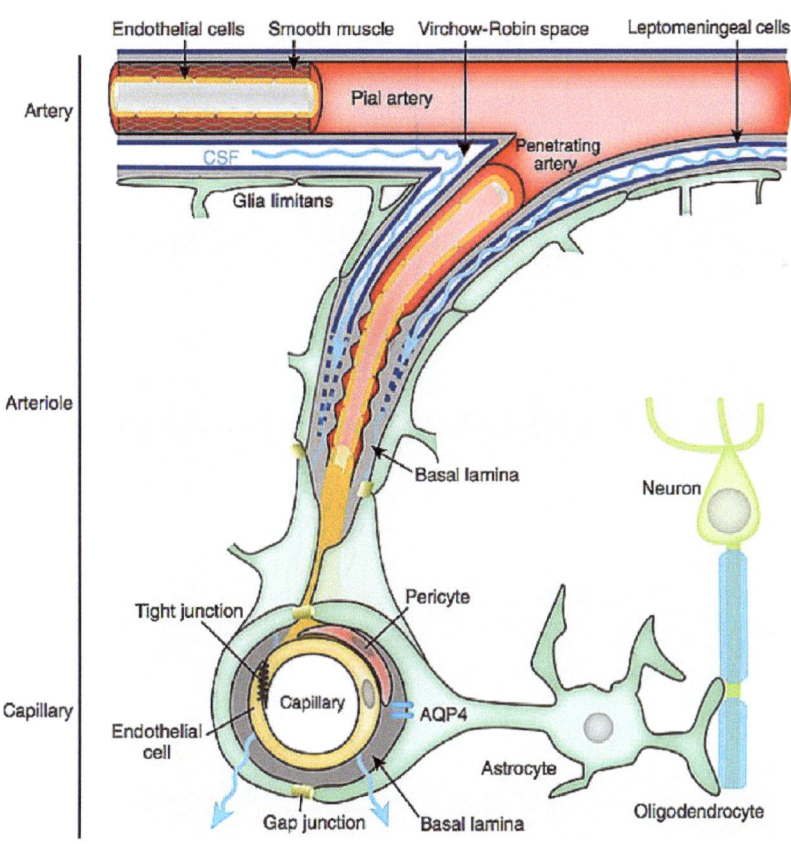

Ancienne vision de la microcirculation cérébrale (échanges exclusifs localisés au niveau des capillaires).

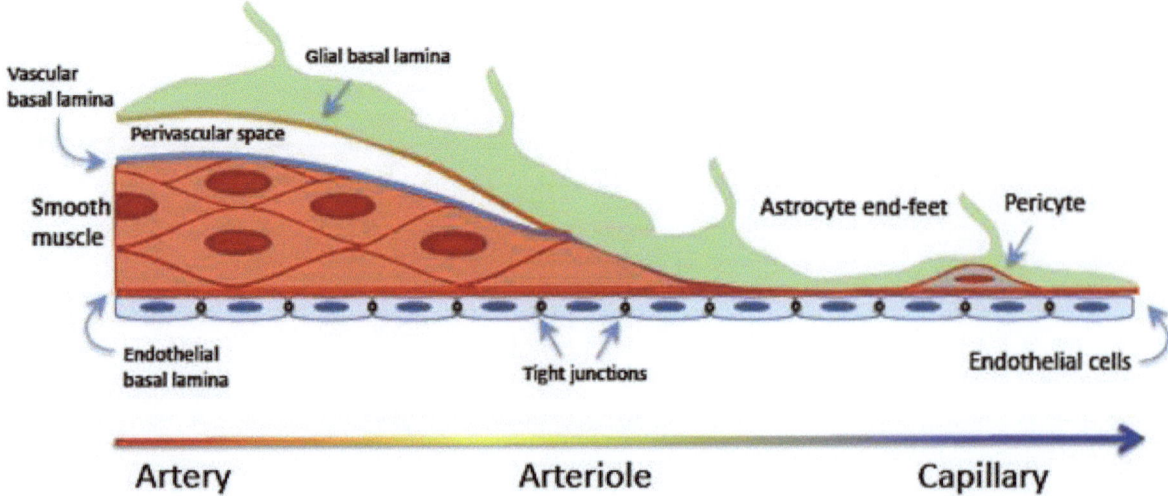

Découverte d'un espace péri-vasculaire (Peri-vascular space), autour des artérioles intra parenchymateuses.

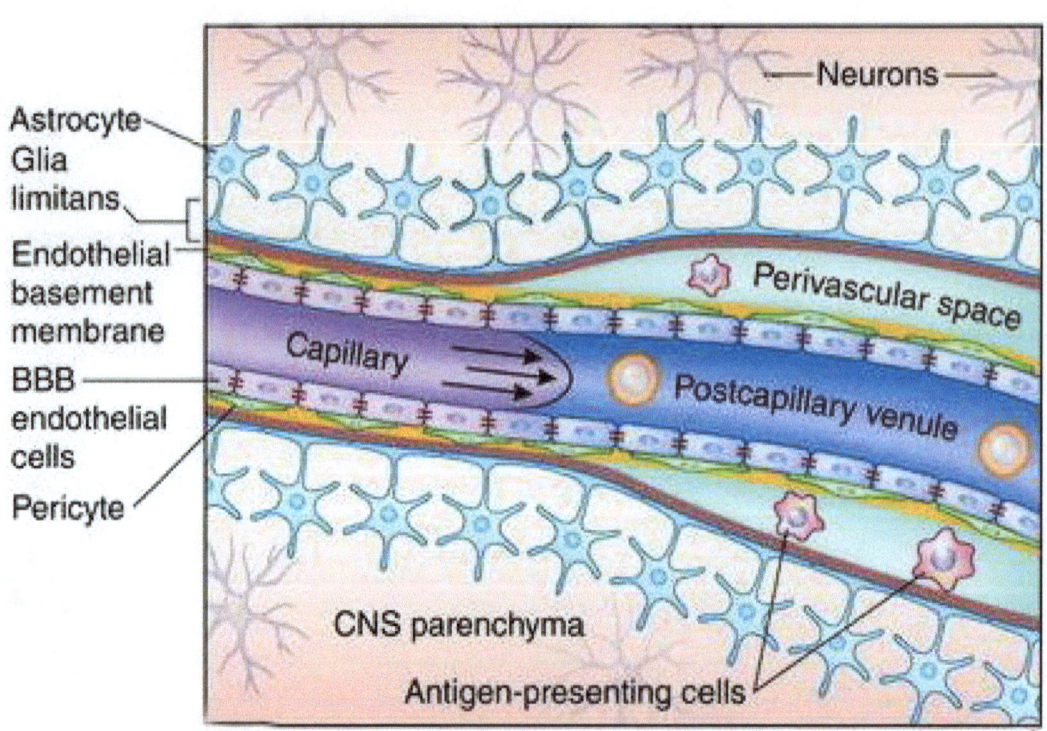

Espace péri-veinulaire et post-capillaire

Ce système de nettoyage court-circuite le réseau des capillaires sanguins qui est beaucoup plus lent dans sa fonction d'échanges. Et chose primordiale, il utilise le compartiment interstitiel et la troisième circulation, celle là même que nous utilisons en mésothérapie mais qui se situe, en ce qui nous concerne, au niveau des téguments.

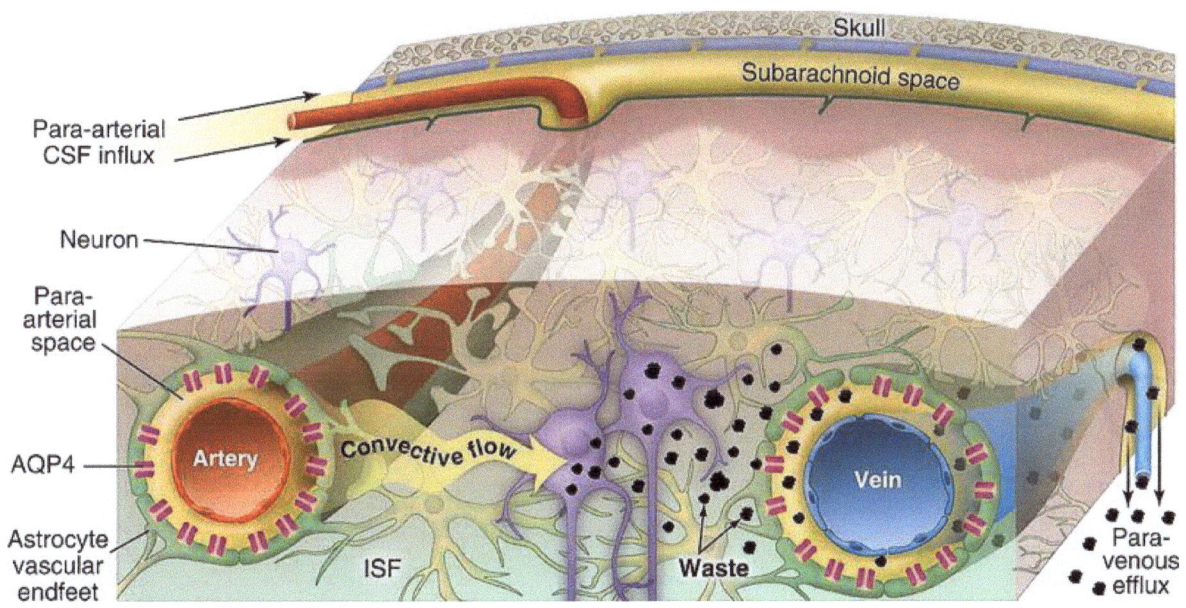

Glymphatic system.

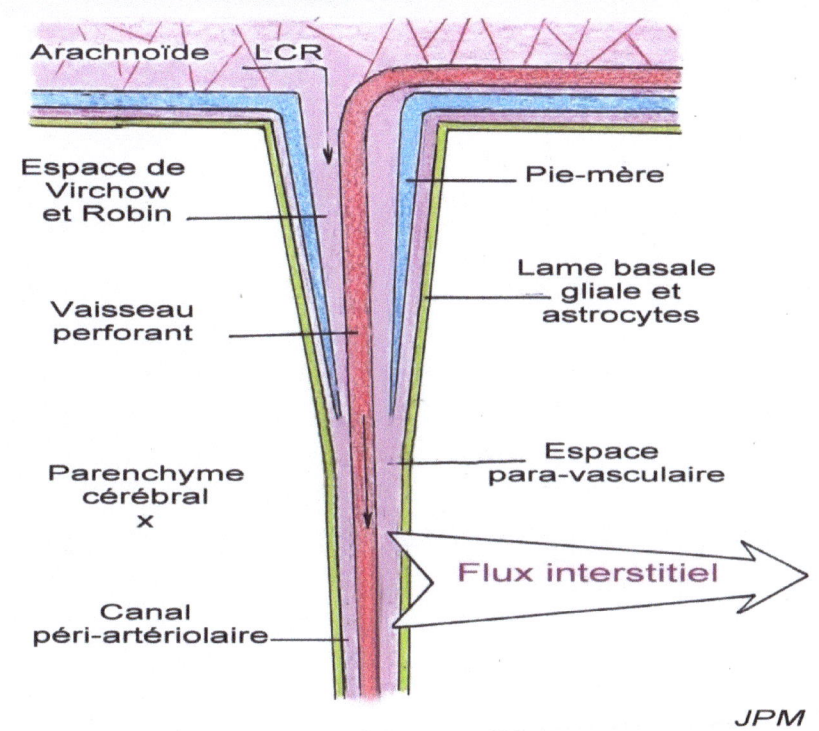

Convective flow (flux interstitiel).

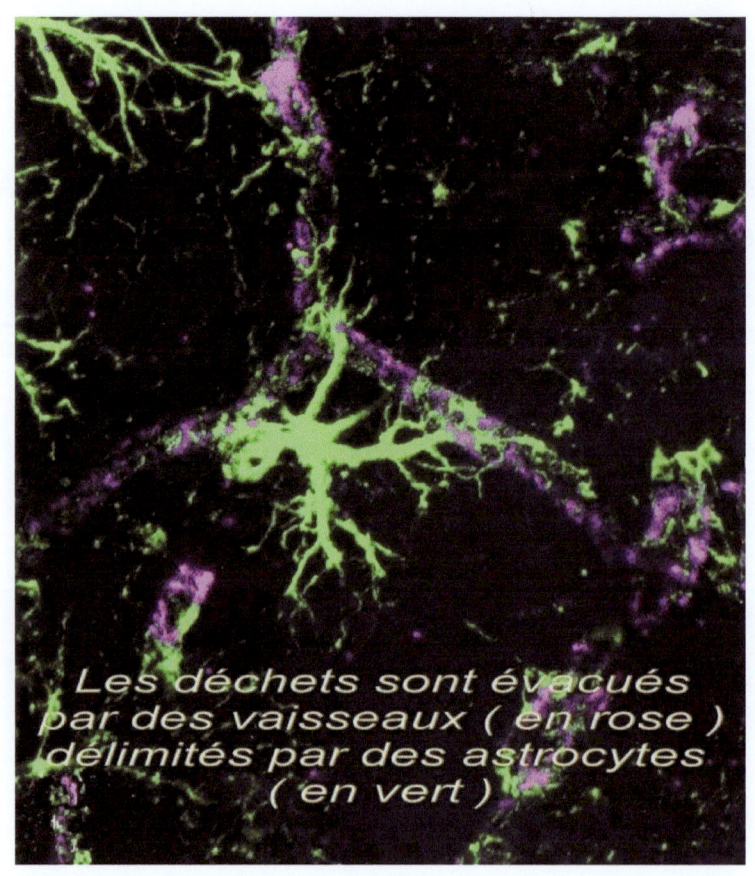

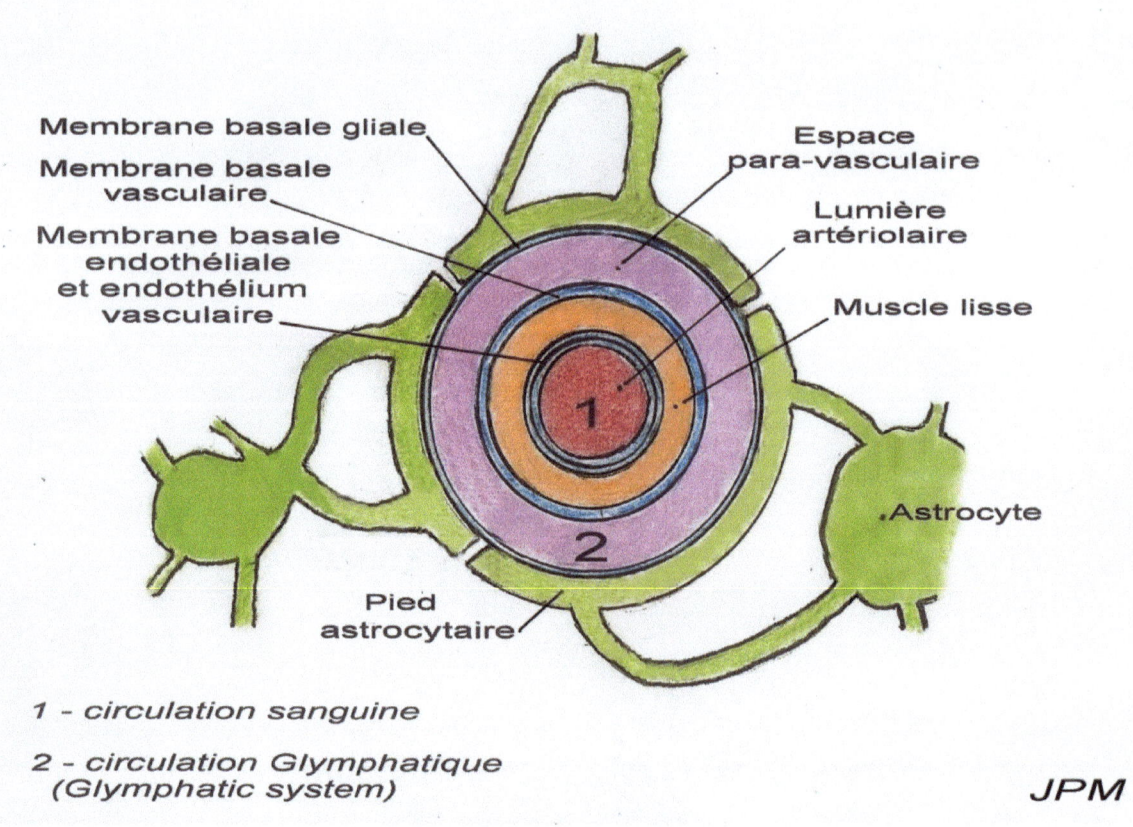

1 - circulation sanguine

2 - circulation Glymphatique
(Glymphatic system)

JPM

Para-vascular space.

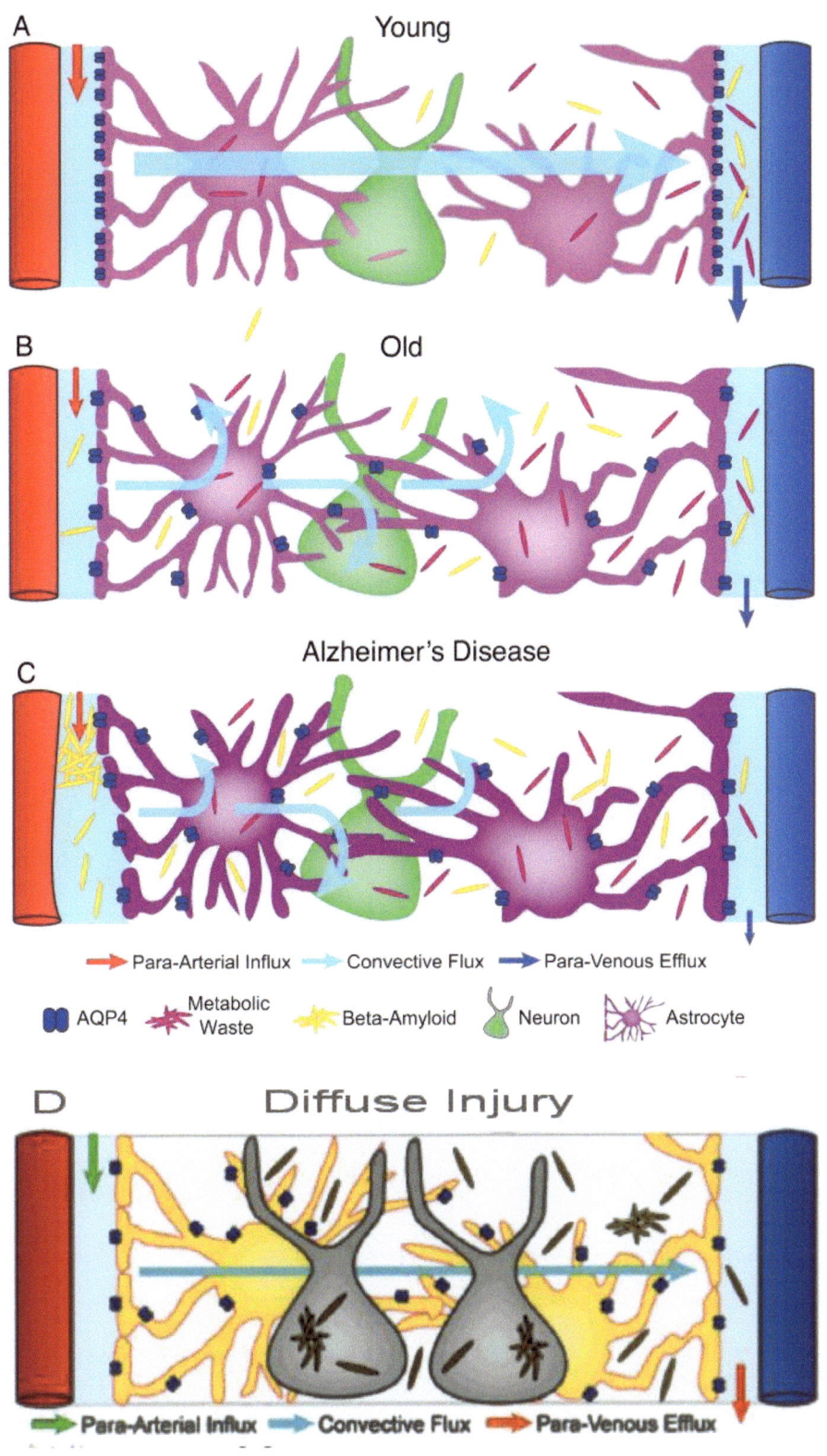

Glymphatic clearance pathway.

La découverte de ce système parfaitement autonome et qui est censé remplacer la circulation lymphatique permet, évidemment, d'éclairer la genèse des maladies dégénératives du cerveau et d'envisager leur traitement éventuel.

5 - Les cellules gliales

La découverte récente de la circulation glymphatique met en évidence le rôle primordial des cellules gliales. Car ce rôle n'est pas simplement un rôle de comblement ou de soutien tissulaire.

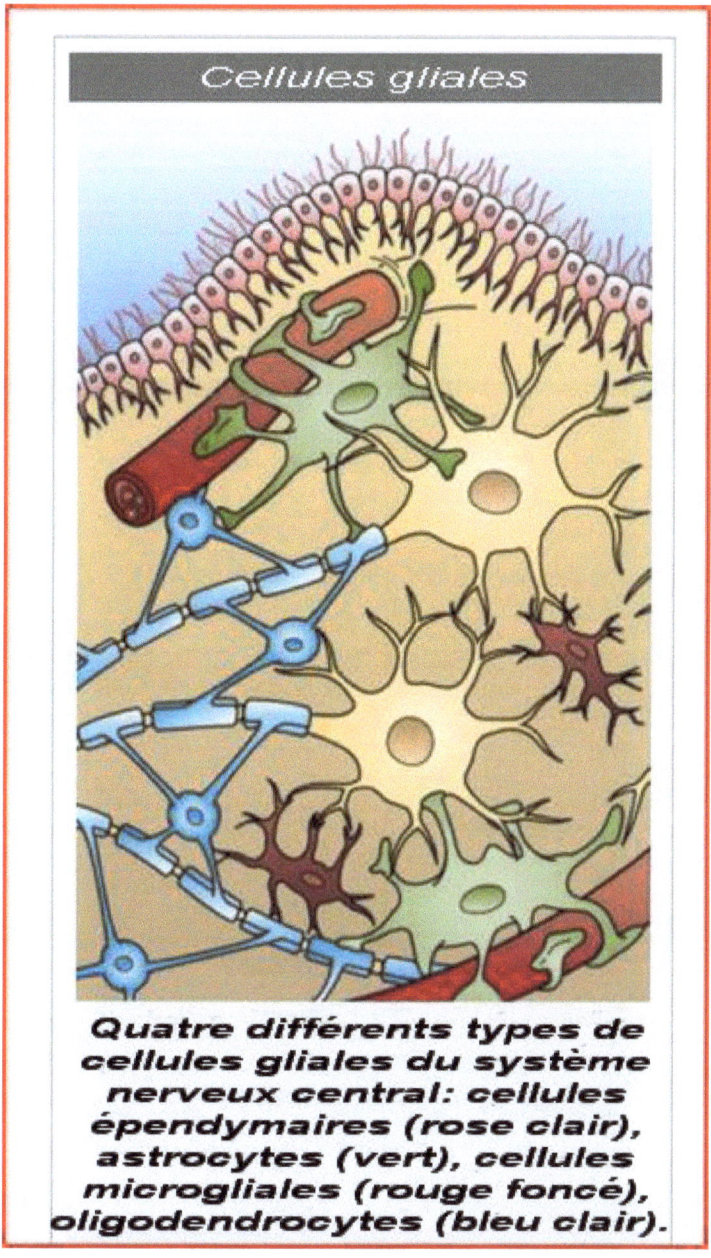

Quatre différents types de cellules gliales du système nerveux central: cellules épendymaires (rose clair), astrocytes (vert), cellules microgliales (rouge foncé), oligodendrocytes (bleu clair).

Les professeurs AGID et MAGISTRETTI ont tout récemment publié un livre : « **L'Homme glial** » (*une révolution dans les sciences du cerveau*), livre qui parle du « *cerveau ignoré* », celui des cellules gliales :

« *Les cellules gliales ont non seulement certaines propriétés des neurones, mais elles ont la capacité d'intégrer les messages apportés à partir de l'environnement pour produire un comportement. C'est dire combien elles sont importantes à considérer pour expliquer nos mouvements, nos émotions, nos pensées et combien elles sont des cibles thérapeutiques potentielles pour lutter contre les maladies du cerveau ».*

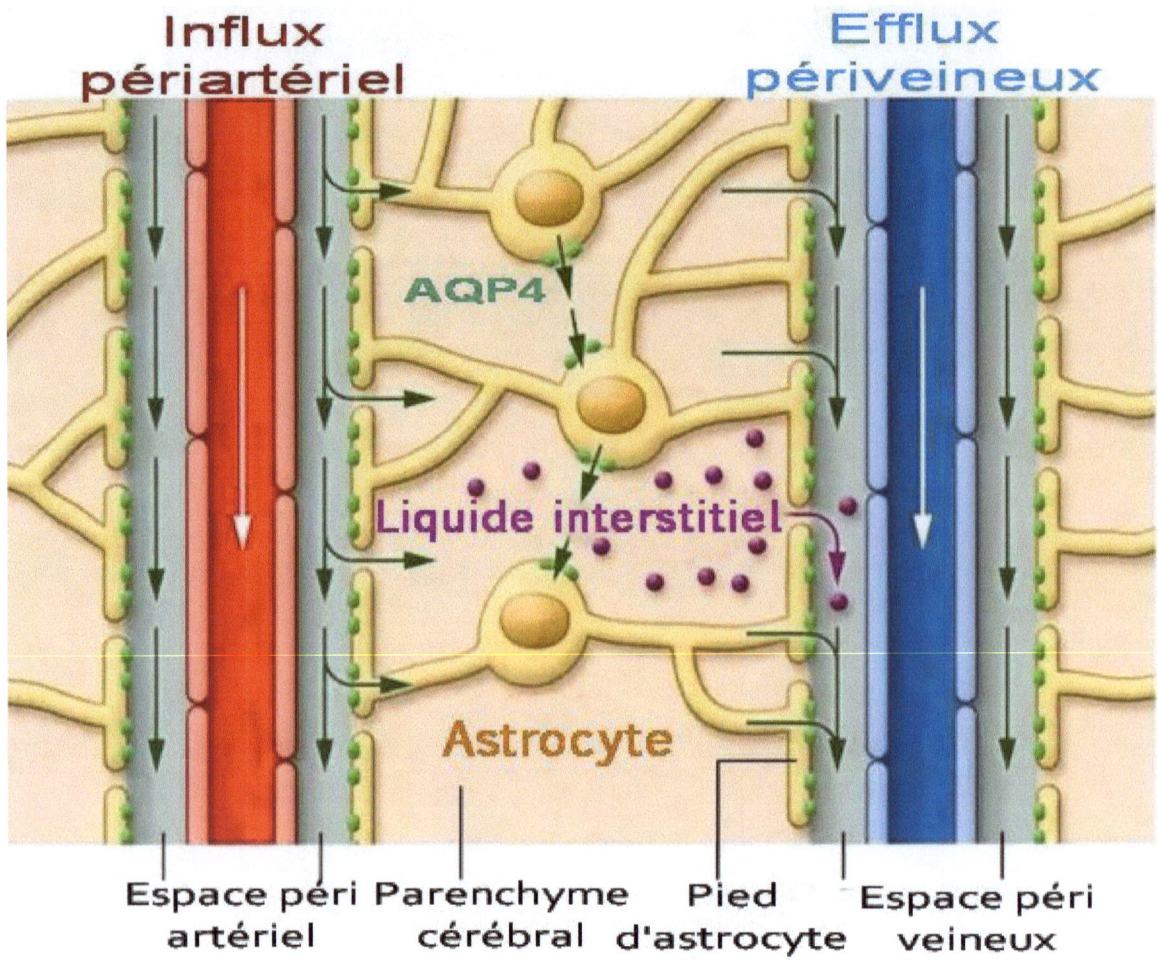

C'est dire l'importance qu'ils accordent à la névroglie, et en particulier aux astrocytes qui sont pour eux les véritables cellules gliales. Et leur intérêt se porte essentiellement sur les propriétés neurobiologiques de ces remarquables cellules. Le nôtre se porte surtout sur le rôle de canalisateur, de vecteur et de nettoyeur qu'elles jouent dans la microcirculation du cerveau.

6 - *Circulation lymphatique intracrânienne*

Alors que le système Glymphatic était considéré depuis peu comme la réponse complète à la question de savoir comment fonctionne le tissu neural en l'absence d'une voie de drainage lymphatique pour les déchets métaboliques, les protéines étrangères et l'excès de liquide, deux articles d'Antoine LOUVEAU ont rapporté la découverte étonnante de vaisseaux lymphatiques conventionnels situés dans les méninges, en bordure des sinus duraux et donc en connexion avec la circulation veineuse.

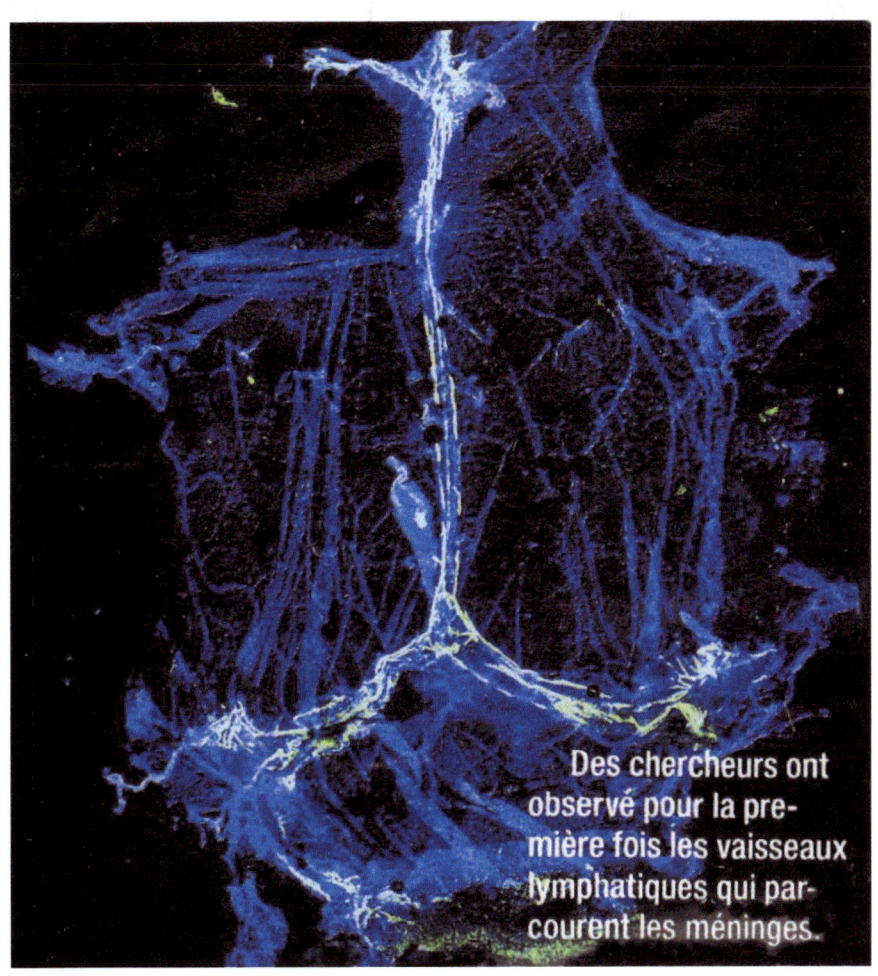

Des chercheurs ont observé pour la première fois les vaisseaux lymphatiques qui parcourent les méninges.

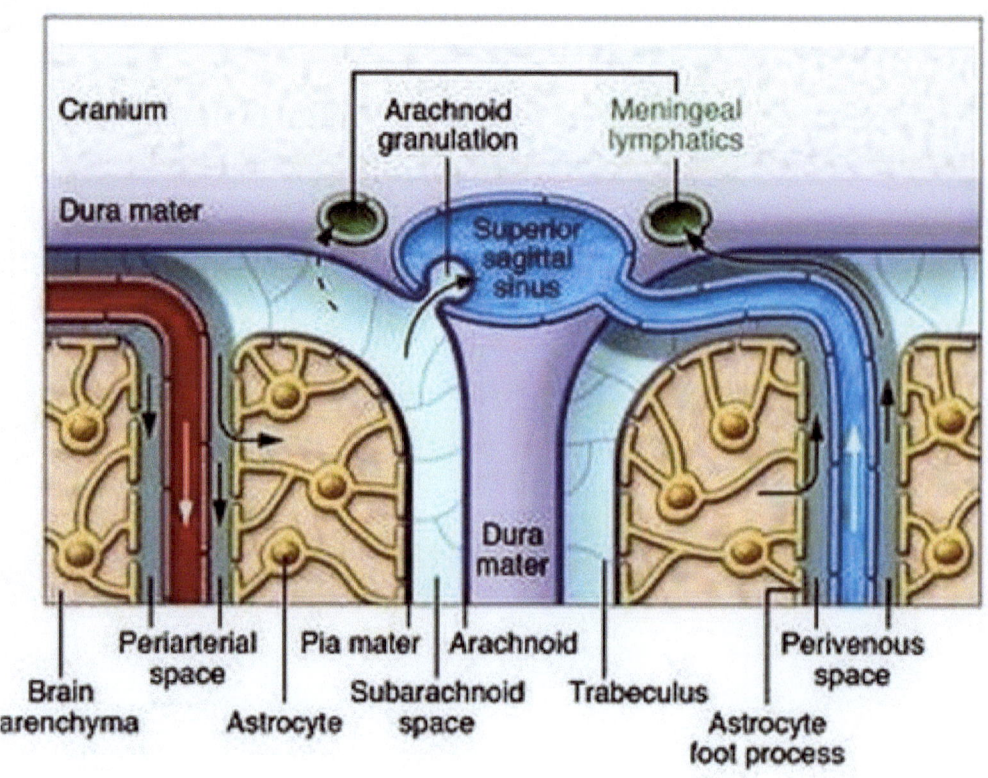
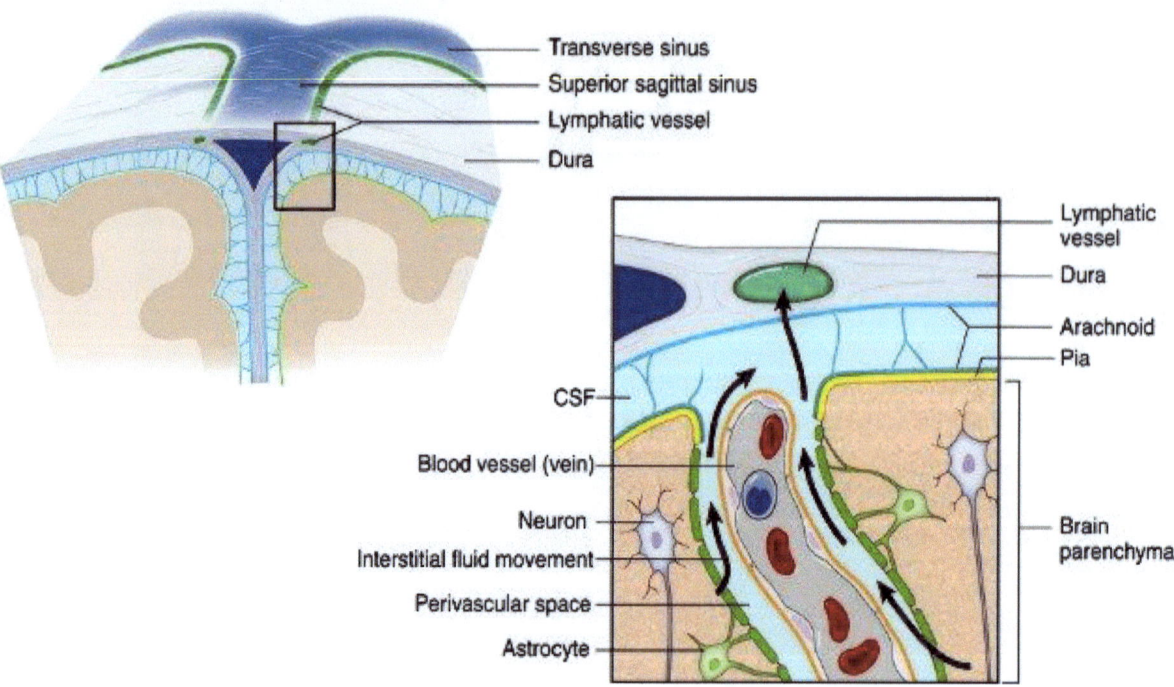

Les vaisseaux lymphatiques du cerveau.

7 - Acupuncture et méridiens

Le *Glymphatic System*, cette voie de circulation, la quatrième, bel et bien spécifique du cerveau, et la présence de vaisseaux lymphatiques au niveau des méninges peuvent donner espoir aux acupuncteurs qui cherchent depuis fort longtemps à matérialiser leurs canaux et méridiens. Ce fut l'objectif de la publication, en 1985, du Pr de VERNEJOUL et de son équipe du Service de Biophysique et de Médecine Nucléaire de l'Hôpital Necker (Dr DARRAS et Pr ALBAREDE).

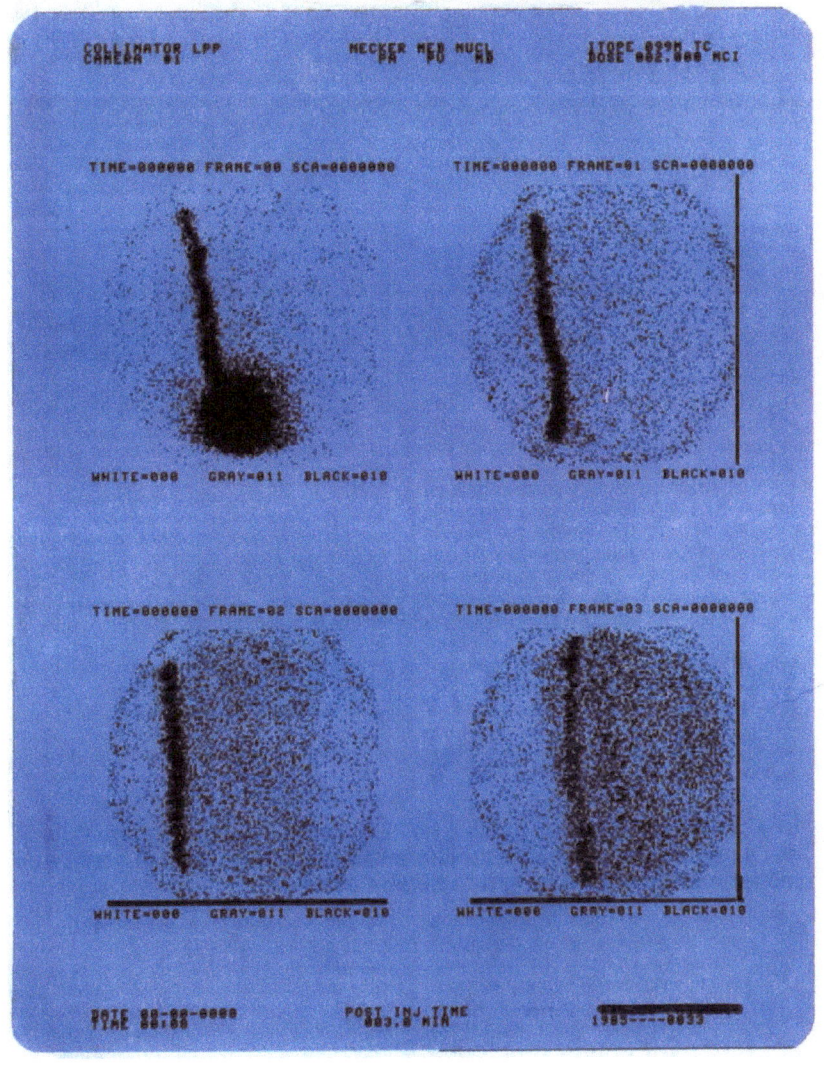

Ces images montrent la migration d'une solution de pertéchnétate de sodium injectée au point d'acpuncture "7 rein", situé sur la cheville.
Elle gagne successivement la jambe (en haut, à droite), le genou et la cuisse (écrans du bas).

Le principe expérimental a consisté à enregistrer, au moyen d'une caméra à scintillation, le cheminement de technétium radioactif injecté en petite quantité sur un point d'acupuncture. L'injection de cette substance en un certain point de la cheville a permis, sur un écran de contrôle, de suivre, au bout de quelques minutes, le cheminement du produit le long de la jambe, puis du genou et de la cuisse, selon le dessin du méridien traditionnel. Ce protocole a été appliqué à 300 personnes et le résultat d'imagerie a toujours été le même. Et pourtant, ce trajet ne correspondait à aucune structure anatomique jusque là connue.

« *Nous sommes sûrs cependant*, disait le Pr de VERNEJOUL, *qu'il ne s'agit ni d'un trajet lymphatique, ni d'un trajet vasculaire, ni a fortiori d'un trajet nerveux* ».

« *Nous supposons, mais sans aucune preuve,* expliquait alors le Dr DARRAS, *que la migration de l'isotope selon des voies toujours identiques est due essentiellement au manque d'homogénéité du tissu conjonctif, un peu comme dans un terrain argileux, l'eau s'écoule en suivant toujours les mêmes rigoles. Ainsi, ces trajets constitueraient des voies de moindre résistance dans le tissu conjonctif. Mais il faut le répéter, ceci n'est qu'une interprétation* ».

Les résultats de ces études ont été contestés. Pourtant, les meilleurs spécialistes en matière de microcirculation, à la même époque, s'étaient attachés à montrer l'importance de la circulation interstitielle. C'est ce qui nous avait permis d'imaginer qu'il s'agissait là de la voie préférentielle de diffusion des injections de la mésothérapie, voie que nous avions dénommée « La troisième circulation ».

Pourquoi ne serait-elle pas également, du moins en partie, celle de l'acupuncture ? C'est, semble-t-il, ce concept qui a permis un rapprochement intéressant entre les deux techniques et un mariage subtil entre l'effet médicamenteux micro-dosé et la stimulothérapie. Nombreux sont les acupuncteurs qui nous ont rejoints et ont permis d'élargir les indications de la mésothérapie, tout en obtenant des résultats *encore meilleurs (Dr Stefano MARCELLI et Dr J.H COULON entre autres).*

Les médecins chinois se sont, bien sûr, penchés sur ce problème, et une étude relativement récente a été publiée par le Dr Peter CHIN VAN FUNG de l'Université de Hong Kong :

Médecine Chinoise   **Bio Med Central**

Intitulé :

Enquête sur le mystère des méridiens de la médecine chinoise avec une attention particulière sur le système circulatoire interstitiel du tissu conjonctif ou « connective tissue interstitial fluid » (CTIF), sur les mécanismes de transduction, de durotaxie cellulaire et de dégranulation des mastocytes.

Résumé

Cet article émet l'hypothèse que le système des méridiens de la médecine chinoise est un *réseau canalaire spécial, un composant de la peau*, riche en nerfs et en nocicepteurs de différents types, et plus en profondeur, un *composant des tissus conjonctifs du corps par le biais de la circulation des liquides interstitiels (CTIF)*.

Ces canaux méridiens sont une voie efficace de migration, principalement sous la forme de la **durotaxie***** (y-compris la chimotaxie) qui intéresse les mastocytes, les fibroblastes et autres cellules qui migrent et véhiculent nombre de fonctions physiologiques.

L'acupuncture qui agit sur ces canaux méridiens provoque un remodelage structural des cellules par un mécanisme de transduction, très important pour la régulation de l'expression des gènes et secondairement, la production des protéines correspondantes.

Ainsi, la stimulation des cellules superficielles peut déclencher l'activité Ca^{2+} et entraîner une cascade de signaux intra et extra cellulaires.

De plus, les terminaisons nerveuses situées dans ces canaux méridiens interagissent avec les mastocytes en provoquant leur dégranulation et la libération de nombreuses biomolécules spécifiques nécessaires au maintien de l'homéostasie, au contrôle immunitaire, à la cicatrisation et à la réparation des tissus.

Le point d'acupuncture situé sur le trajet d'un méridien est un site préférentiel de stimulation fonctionnelle nettement spécifique et hautement efficace.

*** ***durotaxie*** : *forme de migration cellulaire dans laquelle les cellules sont guidées par des gradients de rigidité qui résultent des propriétés structurales différentielles de la matrice extracellulaire (MEC). La plupart des cellules normales migrent vers des gradients de rigidité dans le sens d'une plus grande rigidité.*

Conclusion

Les tissus interstitiels n'ont pas fini de révéler tous leurs secrets et de mettre à la disposition du milieu intérieur des voies de circulation qui ont été décrites depuis peu, révélant de façon étonnante des possibilités de transport moléculaire ou d'évacuation de déchets.

Jean-François MERLEN avait décrit les canaux interstitiels au niveau de la peau, ces flux liquidiens qui relient sang et lymphe, vaisseaux sanguins et lymphatiques. J'avais pensé qu'ils étaient, pour la mésothérapie, la voie privilégiée de transport et de diffusion des principes actifs médicamenteux, vers les organes cibles. Cette voie discrète et même secrète, je l'avais appelée « la troisième circulation » en 1985, puis « la nouvelle voie » en 2008.

Un mode de diffusion interstitielle pour le système nerveux central a été décrit en 2013 par Maiken NEDERGAARD. C'est elle qui l'a baptisé « *System Glymphatic* » (ou voie de clairance glymphatique).

Alors que ce système circulatoire était considéré comme parfaitement autonome entre artérioles et veinules, tenant lieu de système lymphatique pour le tissu neural, Antoine LOUVEAU a rapporté, en 2015, que les sinus duraux et les artères méningées sont, en fait, bordés de vaisseaux lymphatiques, et qu'ils constituent une voie de connexion au système glymphatique.

Enfin, les recherches qui se font, surtout en médecine chinoise, afin d'expliquer le mécanisme d'action de l'acupuncture, s'intéressent de plus en plus au système circulatoire interstitiel qui pourrait servir de matrice, au moins partiellement, au système des méridiens.

C'est ainsi que l'on se rend compte qu'en médecine, rien n'est définitivement déterminé et que toutes les voies restent ouvertes, principalement celles du compartiment interstitiel, celles qui intéressent particulièrement les mésothérapeutes...

Addendum

« Et maintenant, voici l'interstitium »

C'est le titre de l'article d'Arthur Le Denn qui vient de paraître dans le dernier numéro de Science et Vie (mai 2018).

Cette découverte a fait « la Une » de très nombreux magazines qui l'ont annoncée, à peu près tous, de la même façon :

- *L'interstitium, un nouvel organe identifié chez l'homme* (Europe Matin – Anicet Mbida)

- *C'est quoi l'interstitium, présenté comme « le 80ème organe » du corps humain ?* (France Info – Camille Galdini)

- *L'interstitium, ce nouvel organe découvert dans le corps humain* (ladepeche.fr)

- *L'interstitium, le 80ème organe du corps humain, vient d'être découvert par les scientifiques* (maxisciences)

- *Découverte, l'interstitium, le potentiel 80ème organe du corps humain, Et le plus grand* (sciencesetavenir – Camille Gaubert).

- *A quoi sert l'interstitium, nouvel organe du corps humain* (Doctissimo)

- *L'interstitium, possible nouvel organe du corps humain* (SudOuest.fr)

Ces articles font part de l'étude publiée le 18 mars 2018, dans la revue *Scientific Reports*, par une équipe américaine dirigée par NEIL THEISE. Il s'agit de la découverte de ce qu'ils considèrent comme un possible nouvel organe, **l'interstitium** : « *Cette fine couche de tissu permet à de la lymphe - un liquide biologique qui s'apparente au plasma sanguin – de circuler sous la peau, autour des muscles, des poumons ou encore des voies digestives et urinaires, comme une autoroute de fluide. L'existence des compartiments qui le composent était déjà connue, mais leur interconnexion et la présence de liquide n'avaient jamais été repérées. C'est au cours d'une opération utilisant une nouvelle méthode d'endoscopie qu'a eu lieu la découverte. Cette dernière pourrait notamment expliquer comment les métastases se propagent un peu partout dans le corps* » (Arthur Le Den).

Le fait que l'interstitium soit présenté comme un 80ème organe ne présente pour nous, mésothérapeutes, aucun intérêt dans la mesure où cette matrice extracellulaire est parfaitement bien connue et décrite, depuis plus de trente ans, par les éminents spécialistes de la médecine vasculaire (CURRI en Italie, GUYTON en Amérique, MERLEN, ROBERT, COGET, CLUZAN, REINHAREZ et bien d'autres angéiologues, en France).

Didier REINHAREZ, coordinateur de l'Enseignement de Phlébologie à l'Université Paris VII, décrivait en 1983 :

- *L'interstitium, ou **conjonctif interstitiel**, est le lieu d'échanges par diffusion entre les capillaires sanguins et les cellules parenchymateuses. Il peut être considéré comme une structure histo-angéique, dans la mesure où il est structurellement et fonctionnellement à la fois **un tissu organisé et un système microcirculatoire**. L'interstitium a une structure lamelleuse réticulée où s'intriquent des formations cellulaires et fibrillaires au sein d'une substance anhiste dite fondamentale. L'ensemble se comporte bio physiquement comme un « sol gel ». **La phase « sol » est formée de lacunes liquides dans lesquelles circulent les protéines** ; la phase gel, riche en protéoglycanes, est pratiquement imperméable aux protéines.*

Ladislas ROBERT, Directeur de Recherche au CNRS au Laboratoire du tissu conjonctif disait en 1986 :

- *Nous substituons volontiers au terme de tissu conjonctif celui de **matrice extracellulaire**. On sait maintenant que tous les tissus contiennent les macromolécules constitutives de la matrice extracellulaire et pour concevoir pleinement ce que cela signifie, il faut remonter le temps jusque voici sept cents millions d'années, ce qui est bien peu comparé aux quatre milliards d'années d'âge de la terre, et constater que les éponges, qui sont les premiers eucaryotes à avoir réussi à constituer une société multicellulaire et à construire une structure qui puisse résister aux « stress » de l'environnement, l'on fait en inventant la matrice extracellulaire. Cette invention a permis d'arriver à l'homme car, sans la matrice extracellulaire, aucune organisation hiérarchisée de cellules n'est possible. La matrice extracellulaire organise les cellules en tissus, les tissus en organes et les organes en* *organismes. Elle a donc un rôle d'intégration et il faut bien se rendre compte qu'au point de vue masse, elle représente environ 30 à 4o % de celle de l'organisme.*

Didier REINHAREZ ajoutait encore, toujours en 1983 :

*- La plasticité de la matrice permet la création de **véritables capillaires « hydrauliques », sorte de tunnels rhéologiques par « jet lésion »**, hydrauliquement rigides, instables de structure car fonction de la structure momentanée du « gel » interstitiel et de la distance entre capillaire de même type (INTAGLIETTA et de PLOMB – 1973).*

Cette **« découverte »** d'un nouvel organe pourrait passer pour une plaisanterie, si ce n'est qu'elle permet de révéler, ou plutôt de confirmer la présence de ces lacunes liquides décrites précédemment, parfaitement imaginées par nos prédécesseurs, et représentées dans leurs dessins de façon incroyable. En effet, les images que les nouveaux chercheurs ont publiées sont semblables aux anciens dessins et témoignent pleinement de la réalité d'une circulation interstitielle.

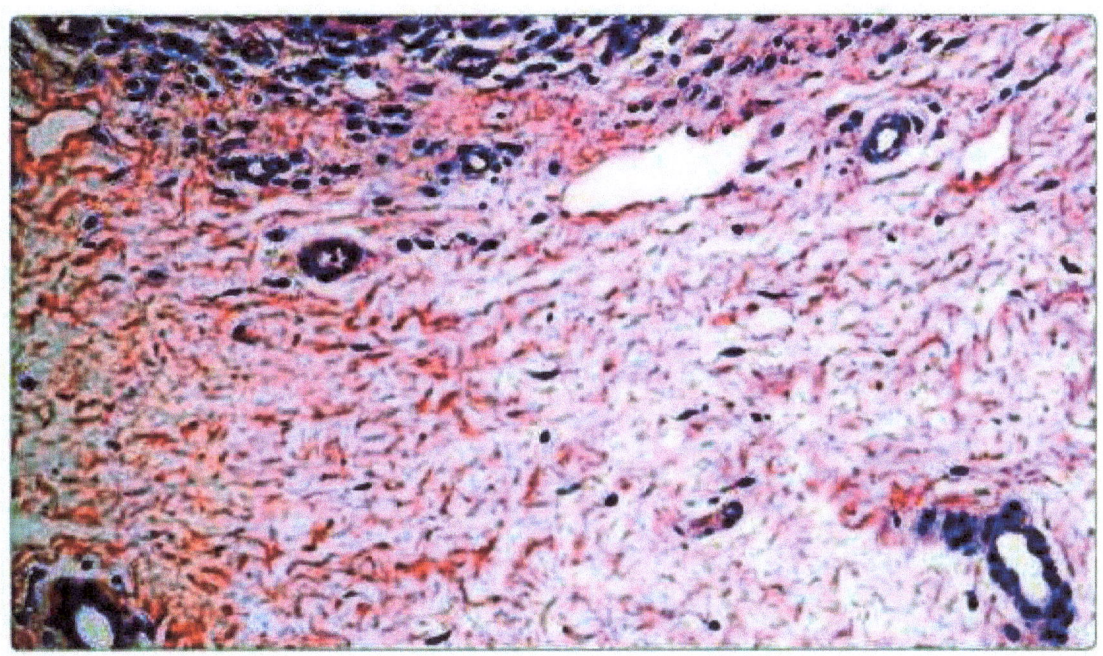

28 mars 2018

Image microscopique de lacunes interstitielles situées au niveau de la jonction dermo-épidermique.

Cette découverte tardive a été faite par hasard, lors d'une intervention chirurgicale sur un patient atteint d'un cancer. Au cours de cette intervention, les praticiens ont testé un endoscope de nouvelle génération. Et là, ils ont eu la surprise d'observer « *un ensemble de cavités dont l'existence n'avait encore jamais été rapportée* ». La raison pour laquelle on ne les a pas vues auparavant est que, jusqu'à présent, l'examen microscopique des tissus biologiques nécessitait, après un prélèvement d'échantillon coupé en tranches minces, un traitement avec des produits chimiques et des colorants, puis une fixation sur lame de verre. Ce processus qui permet de voir très nettement les structures solides, élimine les fluides et entraîne un tassement des tissus comme lorsque l'on presse une éponge. « *Si l'on retire les fluides, le réseau de tissus s'écrase, comme les étages d'un bâtiment effondré* », explique Neil Theise.

La visualisation de ces canaux, que les auteurs de l'étude comparent à « *une autoroute de fluide en mouvement* », voie qui pourrait ainsi favoriser la propagation du cancer dans tout le corps, n'est pas uniquement le fait du hasard. Elle est due à l'utilisation d'une nouvelle technique, **l'endoscopie confocale laser,** qui consiste à placer un minuscule microscope directement dans le corps des patients. (*Le journal Sud Ouest Echo précise que cette technique est développée par l'entreprise française Mauna Kea Technologies dont la société opère essentiellement aux Etats Unis et en Chine*).

La mise en évidence des canaux interstitiels dont l'existence, sans être formellement contestée, n'avait pu être prouvée, vient conforter l'hypothèse du mode d'action principal de la mésothérapie : la diffusion directe et profonde de produits médicamenteux préalablement dilués et injectés dans le derme, diffusion rendue possible par l'emprunt d'une nouvelle voie thérapeutique, celle que j'avais envisagée, en 1985, comme possible, et surnommée « **la troisième circulation** ».

Il s'agit bien là d'un système circulatoire et non pas d'un organe. C'est un système primitif dont la présence témoigne des origines les plus lointaines de la vie, système spongieux qui a permis de structurer l'ensemble des organismes vivants, dont l'homme en particulier.

Bibliographie

- R. Cluzan – Hôpital Cognac Jay, Paris - Physiologie, physiopathologie et classification des insuffisances lymphatiques – Artères et Veines, Vol.7, n°6, 1988, (p. 501 à 506).

- Langevin HM, Yandow JA – Anat. Rec.2002 Déc. 15 ; 269 (6) :257-65 - Relationship of acupuncture points and meridians to connective tissue planes.

- Antoine Louveau et al. - Université de Virginie et d'Aspelund, et Université d'Helsinki – Structural and functional features of central nervous system lymphatic vessels – Nature 523, 16 July 2015.

- Jeffrey J.Lliff.Life, Maiken Nedergaard – Stroke. 2013 ; 44 : S93-S95 – May 24, 2013. The microcirculation – Fantastic voyage – Is there a cerebral lymphatic system.

- Jean-François Merlen, « microcirculationniste du XXème siècle » (Cachat M-F – Laboratoire Lafon éd. -1993).

- Jean-Pierre Multedo - Mésothérapie, la troisième circulation – le hameau / nouvelles thérapies – 1985.

- Stefano Marcelli, Jean-Pierre Multedo – Manuale di Mesoterapia – Edizioni Minerva Medica – 1996.

- Jean-Pierre Multedo – Mésothérapie, la nouvelle voie – Les Eucalyptus - 2008.

- Neil D. Theise – professeur au Département de pathologie à NYU Langone Health - Structure and Distribution of an Unrecognized Interstitium in Human Tissues – Scientific Reports, mars 2018.

- Peter Chin Wan Fung - Department of medicine, Department of Electrical and Electronic and Engineering - University of Hong Kong. PR China - Chinese medicine 2009, 4:10.

- Ladislas Robert – CNRS, Laboratoire de Biochimie du tissu conjonctif, CHU Henri Mondor, Créteil – Le tissu conjonctif, carrefour des échanges – Théorie et Pratique Thérapeutiques, n° 65, juin 1986 – Editions de l'Astrolabe.

- Didier Reinharez – Veines, lymphatiques, interstitium – Université Paris VII – Laboratoires Boots Dacour – 1983.

- Sylvie Vandaele – Professeur Université de Montréal - La peau : l'habit ne fait pas le moine – Pharmatem – Bulletin terminologique de l'industrie pharmaceutique – Volume 21, n° 4, 2010 – Volume 22, n° 1, 2011.

- Vernejoul P, Albarède P., Darras J. : Etude des méridiens d'acupuncture par les traceurs radioactifs – Bulletin Académie Nationale de Médecine 1985, 169 (7) : 1071.

- Yves Agid, Pierre Magistretti – L'Homme glial – éditions Odile Jacob – Science – 2018.

-

Sommaire

Chapitres	Pages
1 – La mésothérapie	3
2 – la Peau	5
3 – La troisième circulation	21
4 – La quatrième circulation	31
5 – Les cellules gliales	39
6 - La circulation lymphatique intracrânienne	41
7 – Acupuncture et méridiens	43
Conclusion	47
Addendum	49
Bibliographie	53
Sommaire	55

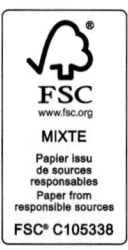

© 2018, Jean-Pierre Multedo

Edition : BoD - Books on Demand
12/14 rond-point des Champs Elysées, 75008 Paris
Imprimé par Books on Demand GmbH, Norderstedt, Allemagne
ISBN : 978-2-3221-2183-0
Dépôt légal : mai 2018